MÉMOIRE

SUR LE

CHOLÉRA ASIATIQUE.

DU CHOLÉRA.

Opuscule contenant :

1º La Découverte de la cause de ce fléau ;

2º L'exposition de diverses méthodes certaines pour se préserver de ses attaques ;

3º L'indication d'un traitement curatif presque infaillible, et des moyens d'arrêter
la marche de l'épidémie, soit dans l'Indoustan, soit partout ailleurs, jusqu'à
l'extinction complète de son principe.

Bayonne, Avril 1856.

MÉMOIRE

SUR LE

CHOLÉRA ASIATIQUE,

PAR

Dr Francisco VIGIL Y MORA,

Docteur en Médecine et en Chirurgie.

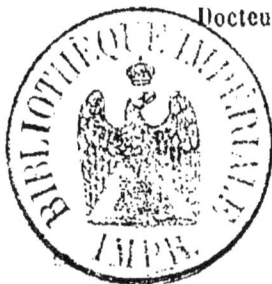

P<small>RIX</small> : UN FRANC.

BAYONNE,

Typographie de P. LESPÉS, rue Lormand, 1.

1856.

PRÉFACE.

Dans le but d'être, le plus promptement possible, utile à l'humanité, par la découverte des causes du Choléra et des moyens de se préserver de cette redoutable épidémie, je publiai, à Madrid, au commencement de l'année dernière, un Mémoire qui, sauf quelques erreurs relevées non point dans sa partie essentielle, mais dans la partie accessoire, aurait rapporté d'immenses bénéfices au genre humain. Quelques exemplaires de ce Mémoire furent adressés à la plus grande partie des nations de l'Europe, par l'intermédiaire de leurs ambassadeurs respectifs. Ils étaient accompagnés d'une requête dans laquelle je prenais l'engagement de démontrer, pratiquement, l'exactitude de mes assertions. J'ignore par quelle fatalité aucune de ces nations n'a encore répondu, jusqu'à ce jour, à l'appel que je lui avais adressé. C'est à l'indifférence, sans doute, au mépris, peut-être, que ma décou-

verte aura provoqué de la part des juges com-
pétents, que je dois, vraisemblablement, attribuer ce regrettable silence, et par suite, ma
triste déception. Ce qui, à juste titre, doit
étonner davantage, c'est que les conseillers
des gouvernements de la France, de l'Italie,
et plus particulièrement de l'Espagne, ma
patrie bien-aimée, nations qui étaient, simultanément, alors, décimées par le Choléra,
n'aient point jugé devoir prendre en considération la requête que je leur avais fait parvenir. Seul, le gouvernement de l'Espagne me
répondit par un ordre royal qui me fut com-
muniqué le 23 mai, et qui porte en substance
ce qui suit :

« La Reine (que Dieu garde) ordonne de
» porter à votre connaissance, comme nous
» nous empressons de le faire, que si des ex-
» périences répétées ne viennent pas confir-
» mer l'infaillibilité de la découverte dont vous
» êtes l'auteur, il deviendra impossible de
» s'en occuper, par conséquent de la prendre
» en considération, comme aussi de lui dé-
» cerner une récompense proportionnée à son
» importance, si elle était utile à l'humanité. »
Soit; mais si, ayant obtenu la protection d'un
gouvernement, je n'avais pu réussir à prouver
que la cause du Choléra est celle que je lui
assignai alors, et que je persiste à lui assigner
dans le Mémoire que je publie aujourd'hui,
mon échec aurait-il entraîné un grave préju-

dice pour le peuple soumis à ce gouvernement? Que si, dans l'hypothèse contraire, le
succès avait couronné mes actes, que de milliers de victimes n'auraient point été arra-
chées au fléau! Combien d'infortunés, plon-
gés aujourd'hui dans la misère et devenus
orphelins, ne pleureraient point la perte de
parents chéris! Que de pères ne redemande-
raient pas à l'impitoyable épidémie les fils
dont elle les a dépouillés! Mais, confions-
nous dans l'avenir; le jour où les dignes professeurs qui composent les académies de médecine et de chirurgie et les conseils de santé,
secouant le voile de l'incrédulité, se décide-
ront enfin à rompre avec une opposition sys-
tématique et à donner aux gouvernements
dont ils ont la confiance, des conseils confor-
mes aux intérêts de l'humanité, ce jour-là, le
Choléra aura cessé d'être une plaie dévorante
et le grand problème de la médecine, ainsi que
le définit la science. Celle-ci ne se consumera
plus en efforts infructueux dans sa lutte avec
le fléau; le médecin ne sera plus découragé
par la grandeur de l'entreprise, il sauvera ses
semblables. Alors cette terrible maladie cessera d'être un mystère impénétrable, et les
peuples n'y verront plus une punition du ciel.

L'espèce humaine, châtiée, périodique-
ment, par l'action mortifère d'un fléau qui
fauche sans distinction le riche et le pauvre,
l'ignorant et l'homme instruit, devra à ce Mé-

moire le plus grand des biens ; car l'ouvrage qui semblait renfermer un secret impénétrable pour l'homme investigateur, est terminé. La science a enfin arraché au redoutable fantôme le masque repoussant dont il s'est couvert, et les générations futures n'auront plus à trembler devant cette cruelle maladie qui ne respecte rien dans sa course.

Quelques personnes diront que la nature a des mystères impénétrables pour l'intelligence humaine ; mais elles seront réduites à se taire devant l'évidence de ma découverte.

DU CHOLÉRA ASIATIQUE.

CHAPITRE Ier.

Définition. — Histoire.

Le Choléra, maladie caractérisée par la
diarrhée, les vomissements, les crampes et
autres symptômes qui lui sont propres, peut
être défini *Catarrhe*, ou sécrétion muqueuse
de l'estomac et des intestins, qui, en accrois-
sant sa superficie interne, altère les fonctions
de ces organes, et, ultérieurement, toutes
celles qui concourent à soutenir l'existence.

Ce fléau de l'humanité, endémique chez
les populations asiatiques riveraines du Gange,
d'où, à diverses reprises, il s'est propagé avec
le caractère épidémique dans un grand nombre de nations, doit avoir commencé avec le
monde, comme le prouve la cause dont il est
le produit. Je crois que tous ceux qui possè-
dent des notions de zoologie, aussi bien que
ceux auxquels cette science est inconnue, seront d'accord sur ce point, et qu'il n'y a d'exception que pour les personnes qui admet-
tent la procréation spontanée des insectes
comme étant postérieure à la création géné-

nérale des êtres par l'auteur de l'univers ;
mais l'éloignement de l'Asie, le peu de relations qui ont existé entre elle et les autres
parties du monde, jusqu'à ces derniers siècles, relations qui étaient absolument nulles
dans l'antiquité, joints à l'état arriéré où se
trouvait l'histoire de la médecine dans cette
partie de l'univers, particulièrement dans les
temps reculés, ont été cause que nous sommes
sans notions exactes sur la première apparition de ce fléau, dont les Chinois avaient
connaissance dès les premières époques de
leur histoire. La mention qu'on en fait dans
leurs livres, dans leurs documents sacrés et
dans les anciens manuscrits sanscrits, atteste
l'antiquité de cette maladie, qui figure sous
diverses dénominations dans les plus vieux
idiomes de l'Asie. Ainsi on l'appelle *Ola-Utah*
(diarrhée et vomissements) *Mu-pet*, *Nitripa*.
Les Indiens la nomment *Morchi* (mort), et
mordechin (mort de chien). En Chine, elle a
reçu les noms de *Vidhuma* et d'*Eunerum*
vaudi, qui signifient diarrhée et vomissements.

Les noms que lui ont généralement appli-
qués toutes les nations, noms qui ont varié en
se succédant, suivant les progrès de la science,
sont ceux de : *Collerrea Choladrea lympha-*
tica, *Passio cholerica*, Diarrhée cholérique,
Choléra inflammatoire, Choléra séreux, Dys-
senterie aqueuse épidémique, Choléra épidémique, Choléra asiatique, Choléra-Morbus et
Choléra-morbus asiatique.

Hippocrate a décrit cette maladie, quoique
imparfaitement, dans ses livres sur les épidémies ; et s'il n'a pas détaillé tous ses symptômes, ce n'est point à lui, mais bien au siè-

cle dans lequel il vivait, qu'il faut en imputer la faute; il faut s'en prendre surtout à l'altération que le sens des mots a subie en passant de langues en langues à travers les siècles. La maladie citée par Arétée, Celse, Paul d'Egine, Aurélien, Alexandre Tralles, et d'autres auteurs, dans leurs traités des Épidémies, n'est autre, évidemment, que le Choléra.

Bien qu'autrefois ce fléau soit demeuré plus circonscrit dans les limites de son sol natal que dans le siècle présent, cependant, plus d'une fois, il a franchi ces barrières, comme nous allons le démontrer.

En 1546, une épidémie appelée *Peste noire* ravagea toute l'Europe : à la définition qu'en donne Papon, on reconnaît, à n'en pas douter, le Choléra.

Quelques personnes objecteront que cette peste noire n'était pas le Choléra, mais bien la peste du *Levant*, ou bouton d'Alep; je vais déduire les motifs qui m'ont paru devoir la faire classer rationnellement au nombre des épidémies cholériques :

1° L'adjectif *noire*, qui l'accompagne, lui fut appliqué pour la distinguer de la peste proprement dite; car, bien que dans celle-ci la périphérie du corps des cadavres demeure noire, cette couleur n'y est point aussi prononcée que dans le Choléra, caractère plus marqué dans cette maladie, à proportion qu'elle est plus mortelle, circonstance qui s'est manifestée dans la peste noire.

2° Elle est venue de l'Asie; son itinéraire a été le même que celui qu'elle a suivi dans le siècle actuel;

3° Enfin, la peste noire a eu, à peu de chose près, la durée que nous avons observée de nos jours dans le Choléra, tandis que la peste du *Levant*, étant une maladie contagieuse, a besoin, pour se propager, du contact médiat ou immédiat ; sa marche, dans l'espace de seize ans, n'aurait donc pu, par cette raison, être aussi rapide, aussi développée qu'elle l'a été dans son parcours de toute l'Europe.

En 1564, Nîmes est envahie par une épidémie qui, si la description qu'en fait Rivière dans ses ouvrages est exacte, ne saurait être que le Choléra.

En 1600, l'Europe est ravagée par un Choléra-morbus qui, généralement, enlevait le malade au quatrième jour de l'invasion.

En 1660, réapparition de ce fléau sur plusieurs points de l'Europe, ainsi que le rapporte Zacatus Lusitanus.

En 1670, une épidémie sévit à Londres. A la description donnée par Willis, on reconnaît le choléra asiatique.

En 1750. et au printemps, la même épidémie exerce ses ravages à Paris.

En 1751, Donald Monró observe une épidémie cholérique en Westphalie.

En 1768, le même fléau frappe le nord de l'Angleterre et l'Écosse.

En 1776, il reparaît et sévit sur la plupart des populations de l'Angleterre.

En 1787, une épidémie cholérique éclate à Madras, y décime la population ainsi que celle des environs, suivant les annales de la salubrité de cette ville, annales dans lesquelles est décrite cette épidémie.

En 1817, et pour la première fois dans ce siècle, apparaît le Choléra pour s'étendre plus loin qu'il ne l'avait fait dans ses invasions antérieures.

En 1845 a lieu sa seconde irruption, plus vaste encore que la première, comme nous allons le démontrer en reproduisant ses itinéraires successifs.

CHAPITRE II.

Itinéraires.

Bien que presque toute l'Europe ait été attaquée en 1600 et 1660 par l'épidémie cholérique, aucun document historique ne faisant connaître la route que suivit le fléau dans sa marche, nous nous bornerons aux invasions de ce siècle, et à celle qui concerne l'épidémie nommée *Peste noire*, venue en 1346 d'Asie en Europe, et qui pénétra en France deux ans après, c'est-à-dire en 1348. Cette dernière épidémie, au rapport de Willami et autres historiens, enleva, dans une période de seize années, les quatre cinquièmes des habitants. Elle était sortie, suivant Papon, du royaume de Cathay, au nord de la Chine, en 1346 ; traversant les Indes, elle parcourt les deux Turquies d'Asie et d'Europe, pénètre en Égypte, ainsi que dans une partie plus avancée de l'Afrique. Importée en Sicile en 1347 par des bâtiments venant du Levant, elle passe, par la même voie, à Pise et à Gênes, gagne toute l'Italie, en 1348, à l'exception de Milan, du pays des Grisons et de quelques territoires voisins des Alpes, dans lesquels elle ne fait que peu de ravages. Franchissant, pendant la même année, ces montagnes, elle désole la Savoie, la Bourgogne, le Dauphiné, la Provence et le

Languedoc, envahit la Catalogne, les royau-
mes de Grenade et de Castille, et s'étend sur
presque toute l'Espagne. En 1349, elle décime l'Angleterre, l'Irlande et la Flandre, où
elle enlève peu de victimes. En 1350, elle
attaque avec fureur l'Allemagne, la Hongrie,
le Danemarck et presque tout le nord de l'Europe, d'où elle revient une seconde fois pour
dévaster la partie de la France qu'elle avait
épargnée, ravageant, en 1361, celle qu'elle
avait antérieurement frappée, et enfin disparaît en 1363 après avoir, de nouveau, dépeu-
plé l'Italie.

ITINÉRAIRES DANS LE SIÈCLE ACTUEL.

Première irruption en 1817.
L'épidémie apparaît successivement à Nor-
dia, à Malacca, à Java, à Jesora, d'où elle s'é-
tend sur tous les points de l'Indoustan.
En 1818, elle visite le Bengale, Calcutta,
Bombay, Madras, Mascate, Bassora et les îles
Philippines.
En 1819, les habitants des Moluques, des
îles de France et de Bourbon sont frappés par
le terrible fléau.
En 1820 et 1821, on le retrouve à Màcao,
à Canton, et, dans le même temps, étendant
ses ravages vers le Nord, il envahit la Perse
et l'Arabie.
En 1822, il sévit à Alep, à Macassar, à Astrakan, dans les îles Célèbes, dans les divers
archipels de l'océan indien et dans presque
toute la Chine.
1823 le voit arriver jusqu'aux confins du
Céleste-Empire, il ravage Nankin, Pékin, et,
au même moment, sa présence se manifeste

aux pieds du Caucase, dans la Sibérie, dans la Turquie d'Asie, sur les rivages de la mer Caspienne, sur ceux de la Méditerranée, derniers points qu'il frappe avant de disparaître.

En 1828, il revient, dépassant cette fois les limites qu'il avait précédemment respectées ; il marche vers le Nord de l'Asie, se montre à Orembourg et sur les côtes de la mer Caspienne ; ravage l'Ukraine, la Crimée et la Volhynie.

En 1830, il pénètre jusqu'à Moscou, dévaste la Russie, n'épargnant que la partie orientale de cet empire.

En 1831, il envahit la Pologne, l'Autriche, l'Allemagne, la Prusse, la Hongrie, la France et l'Angleterre, commençant chez cette dernière puissance et dans la ville de Sunderland son œuvre de destruction.

En 1832, l'Écosse, l'Irlande, la Belgique, la Suisse, la Hollande et l'Amérique du Nord sont visitées par le fléau ; c'est à New-York qu'il porte ses premiers coups.

En 1833, au mois d'avril, il se manifeste à la Havane et à la fin de la même année en Espagne, où il entre par les côtes d'Afrique.

En 1834, il reparaît en France et attaque sept départements du Centre et cinq de ceux que baigne la Méditerranée.

En 1836 et 1837, il parcourt l'Italie, s'arrête à Gênes, à Turin, à Naples, à Livourne, à Florence, à Rome, à Venise, à Palerme, envahit au même moment l'Algérie, terminant en Afrique sa course épouvantable.

Seconde irruption :

En 1845, et lorsque les larmes des nombreuses familles frappées par l'épidémie étaient à peine séchées, le Choléra reparaît en Tartarie, d'où il se répand dans la Perse.

En 1846, on le retrouve à Bagdad, à la Mecque, à Tauris, et dans les provinces caucasiennes, où, pour la troisième fois, il pénètre par Saliam; il arrive même jusqu'à quelquelques peuplades de l'empire russe.

En 1847, il entre à Moscou en même temp qu'à Astrakan et à Constantinople.

En 1848, il attaque Saint-Pétersbourg, Alep, le Caire, Smyrne, Alexandrie, Salonique, le nord de la Grèce, la Finlande, la Sibérie, la Crimée, la Hollande, la Belgique, la Prusse, l'Autriche, l'Angleterre, commençant par le même point que lors de sa première irruption; de l'Angleterre il entre en France par Calais et les départements du Nord.

En 1853, le Portugal à son tour le voit apparaître, et à la fin de la même année, il envahit la Galice.

En 1854, il sévit à Séville, à Barcelonne, à Alicante, à Cadix, à Malaga, à Oviedo, et dans un grand nombre de localités voisines de la mer.

En 1855, il se remontre dans ces deux dernières villes; il envahit Grenade, Jaen, Almeria, Madrid, Ségovie; il parcourt les Provinces Basques, en un mot, toute la Péninsule. Dans le mois de février de la même année, l'Italie commence à ressentir ses premiers coups, et avril le voit sévir dans 48 départements de la France.

CHAPITRE III.

CAUSE.

Bien des opinions ont été émises, jusqu'à ce

jour, particulièrement dans le siècle actuel, sur la cause qu'on pouvait assigner à ce fléau; mais je crois inutile de les reproduire ici, parce qu'elles seront détruites par la preuve de l'exactitude de ma découverte. Toutefois, je ne saurais passer sous silence celle de M. Raspail, à qui revient le juste honneur d'avoir publié, il y a vingt ans environ, dans son *Manuel de Santé*, que le Choléra-morbus, le Choléra asiatique, la fièvre jaune et autres maladies analogues, sont causées par l'invasion dans le tube digestif, et plus particulièrement dans l'intestin grêle, de myriades de larves que l'analogie le porte à croire appartenir au genre mouche. En effet, cette maladie est déterminée par l'invasion dans le tube digestif, et particulièrement dans l'intestin grêle, d'innombrables larves appartenant au genre mouche; mais elle ne se manifesterait pas, si ces mêmes larves ne s'introduisaient pas sous la membrane muqueuse pour effectuer leur changement de peau.

MOUCHE. — DESCRIPTION.

Cet insecte, que nous désignerons sous le nom de *mouche cholérique*, est diptère. Sa longueur est d'une ligne, et y compris les ailes, d'une ligne et demie environ; de chaque côté, de la partie antérieure et supérieure de la tête, sort une petite éminence globuliforme dont le centre est occupé par une petite corne droite, imperceptible à l'œil et semblable à des antennules. Cette mouche est pourvue, dans la partie antérieure, médiane et inférieure dudit organe, d'une trompe qui lui sert de suçoir; elle a deux ailes membraneuses, deux yeux cornés

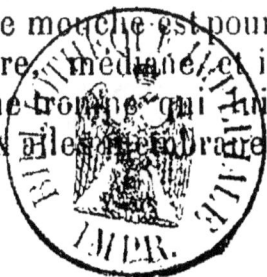

et six pattes. La partie postérieure de son abdomen est d'un éclat métallique noir-roux,
comme s'il avait été lustré. On remarque en
outre, dans la même partie, 4 ou 5 raies ou
bandes transversales d'une couleur moins fon-
cée que l'autre et peu perceptibles, à ce point
qu'il faut être doué d'une vue perçante pour
les distinguer. Le roux est la couleur générale
de cet insecte, couleur qui prend une teinte
plus prononcée sur le protorax, dans la partie
antérieure de l'abdomen, enfin, sur la tête,
et particulièrement dans les yeux.

Dans les derniers jours de la procréation, il
conserve les yeux roux, mais il perd, en se
développant, la couleur vive qu'il possédait
et qui fait place, alors, à un roux-noir présen-
tant déjà, et à un moins haut degré, l'éclat
métallique.

La ressemblance qui existe, sous le triple
rapport du corps, de la taille et du vol, entre
cet insecte et la petite mouche de vin est telle,
que les personnes qui ne sont point accoutu-
mées à observer les différences qui existent
entre elles, peuvent aisément confondre ces
insectes; nous signalerons donc ici les principales de ces différences, pour les distinguer
l'un de l'autre.

MOUCHE CHOLÉRIQUE.	MOUCHE DE VIN.
Tête présentant deux émi-nences globuliformes, per-ceptibles à l'œil, et du centre desquelles sort une anten-nule ou petite corne visible seulement à la loupe.	La tête porte à sa partie supérieure et médiane une sorte de bois velu assez semblable à la corne du cerf et qui ne s'aperçoit qu'avec le microscope.
La partie antérieure de l'abdomen, le protorax, et particulièrement les yeux, sont très roux.	Ces parties sont d'une couleur moins tranchée.

On remarque sur la partie postérieure de l'abdomen, des raies transversales presque imperceptibles, d'un noir roux ayant l'éclat métallique, mais d'un ton moins vif que celui de cette partie du corps.

Une fois qu'elles ont atteint leur développement, elles deviennent d'un roux vif; et dans leur vieillesse, d'un roux foncé, mais toujours avec un éclat métallique.

La taille est la même à peu près chez toutes les mouches cholériques. Les mâles diffèrent peu des femelles.

Ces mêmes raies transversales se retrouvent sur la mouche de vin. Elles sont très perceptibles, d'un noir sale qui est, au surplus, presque généralement la couleur prédominante de cette partie de l'insecte.

Les plus petites de ces mouches sont d'un roux clair; devenues grandes, elles deviennent d'un noir sale sans aucun éclat métallique.

Il en est de plus petites que la mouche cholérique, il en est aussi qui sont quatre fois plus grandes.

Vision.

La vision de cet insecte peut se comparer avec celle du chat, du loup, etc., qui distinguent les objets aussi bien la nuit que le jour, en raison de la couleur plus ou moins rousse de leurs yeux. La couleur de l'œil de la mouche cholérique, la privation de chambre obscure, comme il est permis de le conjecturer, sont des conditions favorables pour pouvoir recueillir les plus faibles rayons de lumière qui suffisent pour lui permettre de voir dans l'obscurité et de se diriger instinctivement, pendant la nuit, vers l'homme et les êtres irrationnels.

Mœurs.

Quand la température atmosphérique dépasse 8 ou 10 degrés de chaleur au thermomètre Réaumur, la mouche cholérique se tient, pendant le jour, dans les rues, dans les cours découvertes, sous les toits ; rarement, pendant qu'il fait du soleil, elle s'introduit dans l'intérieur des maisons ; mais lorsque la température s'abaisse et descend jusqu'à la congélation, alors elle y pénètre. Dans ce cas, on la retrouve plus fréquemment attachée aux vitres des portes, des fenêtres et des balcons, ou à leurs stores.

Si la température descend de 2° + 0, s'il gèle ou neige, elle disparaît alors complètement de l'intérieur des maisons, pour s'introduire dans les étables, dans les écuries occupées par des animaux qui puissent lui procurer la chaleur sans laquelle elle demeure engourdie. Son inclination pour les lieux tempérés est une preuve que l'organisation qu'elle a reçue concorde avec le climat des contrées d'où elle est originaire.

Elle s'abrite contre la violence des vents, s'ils ne sont pas froids, en s'introduisant dans les lézardes des murs ou sous leurs chaperons; dans le cas contraire, elle se réfugie dans les parties, signalées plus haut, des cours recouvertes.

Cette espèce de mouches se rencontre presque toujours réunies en groupes ou essaims, à la manière des abeilles ; rarement je les ai vues seules.

La plus préjudiciable des inclinations naturelles de cet insecte, est celle de pénétrer dans les chambres à coucher quand elle éprouve le besoin de déposer sa larve. C'est un fait de l'exactitude duquel chacun de nous peut s'assurer, en bouchant les fentes des portes, des fenêtres ou balcons de sa chambre à coucher. Le lendemain matin, en débouchant une ouverture ménagée à dessein dans l'une des fenêtres ou balcon pour servir à la mouche de guide et de passage à la fois vers la lumière naturelle, si quelqu'une de ces mouches existe dans la chambre, il la verra sortir par l'issue pratiquée.

Larve.

Introduction dans le tube digestif.

Lorsque la mouche cholérique ressent le besoin de déposer sa larve, elle s'introduit dans les habitations, dans les chambres à coucher, un peu avant que le soleil ne disparaisse, et, au plus tard, pendant les dernières lueurs crépusculaires. Elle y demeure jusqu'à ce que quelque personne vienne s'y coucher. Alors, pendant le sommeil du dormeur, la mouche se pose sur le lit, s'approche de la figure, s'introduit dans l'une des narines et y dépose sa larve Celle-ci pullule aussitôt, acquiert, à chaque instant, plus de vigueur, et, par le mouvement naturel de la progression, monte au sommet des fosses nasales, d'où elle descend dans l'œsophage, en passant derrière le voile du palais; puis, envahissant, successivement, l'estomac et les intestins, elle y séjourne jusqu'à ce qu'elle doive en sortir pour sa métamorphose, c'est-à-dire, pour sa transformation de larve en mouche.

Nous eûmes l'occasion de remarquer l'obstination de ces insectes dans les efforts qu'ils firent pour déposer leur larve chez une cholérique que la persuasion qu'elle dormait avait fait laisser seule. Après nous être approché lentement du lit où gisait la malade dans la prostration la plus complète, nous aperçûmes, sur une jupe de molleton qu'elle avait par-dessus

ses couvertures, dix ou douze mouches cholériques. Nous saisîmes l'une d'elles, que re-
tenaient captive les fils de laine de ce jupon.
Ces mouches n'ayant pu parvenir à déposer
leur larve sur cette malade ou sur quelque
autre des habitants de la maison, pendant la
nuit précédente, essayaient de le faire, même
pendant la clarté du jour.

Alimentation.

Du jour où les larves ont été deposées dans
les fosses nasales, elles doivent se nourrir, et
cela se comprend, des mucosités naturelles
qu'elles rencontrent dans leur trajet jusqu'à
l'estomac ; une fois dans ce viscère, le chyme
devient leur aliment ; enfin, elles se nourris-
sent du chyle dans l'intestin grêle, partie du
tube digestif où elles séjournent de préférence,
parce qu'elle leur offre une alimentation plus
nutritive, pour ainsi dire, toute préparée, et
qu'elles n'ont plus qu'à sucer.

Description.

La larve, lorsqu'elle vient d'être déposée,
est d'un gris légèrement blanc, d'un tiers de
ligne, au moins, de longueur, et du diamètre
d'une aiguille très fine. Vue au microscope,
elle est de forme cylindrique. A l'une de ses
extrémités, on remarque une certaine transparence, semblable à celle que produit l'air
renfermé, et au repos dans un niveleur d'es-
prit de vin, laquelle transparence est due,
sans doute, à l'air contenu dans l'organe res-
piratoire de l'insecte. Ces observations ont été
faites sur les larves déposées par quelques

mouches dont on comprimait la cavité abdo-
minale. Le nombre de ces larves n'a jamais
dépassé l'unité pour chaque mouche.

À sa naissance, on ne lui voit point la moindre trace d'aiguillon, pas même à l'aide du
microscope ; mais la nature, si parfaite dans
toutes ses opérations, favorise dans l'une des
extrémités de l'insecte le développement de
cet aiguillon avec lequel il perce la membrane
muqueuse du canal gastro-intestinal pour
s'installer dessous, et y effectuer, à des époques fixes, chacun des quatre changements de
peau pendant lesquels, à l'instar des autres
vers tels que le ver à soie, il doit demeurer
endormi jusqu'à la chute de la peau, chute
qui, nous le pensons, s'effectue d'ordinaire le
troisième jour, ou le quatrième au plus tard.

Le premier changement de peau s'opère,
régulièrement, sous la muqueuse de l'estomac, parce que la larve n'a pu quitter encore
ce viscère, en raison de son mouvement de
progression toujours très lent, même lorsqu'elle a atteint tout son développement ; les
autres changements s'effectuent indubitable-
ment dans l'intestin grèle, et en particulier
dans le duodenum, si l'on en juge par les effets et les désordres qu'on y remarque dans
les autopsies cadavériques.

Bien qu'il ne nous soit pas possible encore
de déterminer d'une manière précise l'intervalle qui sépare chacun des changements de
peau, nous croyons, par induction de ce qui
se passe chez les autres vers, que cet intervalle doit être de dix à douze jours.

La peau qui enveloppe l'insecte depuis sa
naissance jusqu'à sa transformation, est un sac
membraneux doré, il est percé à l'extrémité qui

correspond à l'aiguillon , et offre une seconde
ouverture plus grande qui lui a donné passage
et qui correspond à la bouche. Presque toujours, on remarque à son entrée des excréments aussi petits que ceux de la puce. Cette
peau abonde en silicate de fer qui durcit de
plus en plus jusqu'à ce qu'elle ait perdu son
élasticité organique ; l'insecte alors y demeure
resserré comme dans un étui, et ne pourrait
exécuter les mouvements dont il a besoin , si
cette peau n'était remplacée par une autre
également élastique et toujours formée de silicate. S'il n'en était point ainsi, l'insecte serait
digéré dans l'estomac pendant son séjour ou
son passage dans ce viscère. Le fer combiné
avec le silex qui domine dans son organisation à l'état de silicate , défend l'insecte des
sucs gastriques, qui demeurent sans action
sur lui. Joignez à cette circonstance celle du
mouvement continuel qui agite généralement
les parasites.

Aux gouvernements seuls incombe la fa-
culté de faire éclaircir l'opération du changement de peau , et constater l'état du tube digestif dans lequel s'opère la transformation,
en ordonnant aux autorités subalternes de ne
laisser ensevelir aucune personne morte subi-
tement par suite d'un mal accidentel ou d'un
crime , sans qu'il ait été préalablement fait
inspection du canal intestinal ; indépendamment, bien entendu, des autopsies prescrites
par les ordonnances royales. Si le sujet décédé
contenait, avant la mort, des larves, et si celles-
ci avaient déjà commencé à effectuer leur
changement de peau, on les retrouvera, les
unes sous la muqueuse de l'intestin grêle et
d'une couleur dorée qui est celle de la peau

dont elle doit se séparer ; les autres, libres
dans la cavité et d'un gris blanc ; celles de ces
dernières qui étaient sur le point de changer
de peau auront commencé déjà à se colorer.

Changement de peau.

Cet insecte conserve toujours la forme cylindrique qu'il avait à sa naissance ; mais, à
chacune de ses transformations, on remarque
que l'extrémité où la bouche est située grossit
davantage que la partie opposée, jusqu'à ce
que le quatrième changement de peau s'effectue ; alors l'insecte prend la forme d'un cône
aigu, forme qu'il conserve jusqu'à sa métamorphose.

Dans l'état que nous venons de signaler, et
après sa dernière transformation, l'insecte séjourne dans le tube digestif, d'où il descend
ensuite, extérieurement, jusqu'au rectum,
s'introduit dans les excréments, qu'il accompagne dans leur expulsion au dehors.

La larve conserve dans le cours de ses transformations la couleur qu'elle possédait lorsqu'elle a été déposée ; sa longueur est d'une
ligne et demie environ. Son corps est composé
de six anneaux qui commencent en proportion croissante et se terminent en proportion
décroissante. Ces anneaux sont unis entre
eux par des muscles membraneux et intermé-
diaires qui les mettent en mouvement. Dans
son état de dilatation, elle revêt la forme d'un
cône aigu au sommet duquel est placé un aiguillon d'un bel éclat minéral. On remarque
au centre de cet aiguillon un segment d'un
noir moins foncé et qui correspond à la partie
implantée dans le corps, et, dans son état de

contraction, il présente la forme arrondie d'un grain de millet.

Le premier anneau occupe le tiers de la longueur de l'insecte ; son diamètre est plus grand que celui des autres qui vont en diminuant à proportion qu'ils se rapprochent davantage du sommet. C'est dans l'anneau qui sert de base au cône qu'est placée la bouche, disposée en forme de valvule ; dans le dernier est situé l'anus avec une autre valvule à l'aide de laquelle l'insecte forme le vide autour de lui et pénètre dans les parois gastro-intestinales pendant tout le temps de son parasitisme et au-delà, jusqu'à ce qu'il soit parvenu à l'état de chrysalide. Lorsqu'il se dilate, c'est l'anneau où est situé l'aiguillon, c'est-à-dire son sommet, qui se développe le premier, ensuite le second anneau, et les autres successivement jusqu'à celui de la base qui le maintient en fixité.

Lorsqu'il se contracte, il donne un point d'appui à la valvule de l'anneau extrême, amollit celle de la bouche et fait rentrer tous les anneaux dans le premier, en commençant par celui du sommet qui demeure presque entièrement introduit dans le trou de l'anneau immédiat. Il avance le troisième dans lequel se sont retirés les deux premiers ; ces trois anneaux rentrent dans le quatrième, et ainsi de suite, jusqu'à celui de la base qui englobe tous les autres. Pour se dilater, il fixe de nouveau la valvule opposée ; c'est à l'aide de ces deux opérations alternatives que sa marche s'opère.

En outre, et dans certains cas, il rentre ses anneaux dans un ordre inverse à celui que nous venons de retracer ; c'est, par exemple, lorsqu'il est dans toute sa dilatation. Si on le touche avant que la valvule du sommet ait trouvé son point d'appui, il se consolide avec la valvule de sa base, rentre le second anneau dans le premier, le troisième dans le second, et ainsi de suite, successivement, jusqu'à ce qu'enfin ils soient tous repliés dans le plus grand, qui constitue la base du cône. Le même mécanisme est en jeu lorsque l'insecte, appuyé par la valvule de la base, se dilate horizontalement sur la paroi verticale d'un vase de cristal ou d'une tasse de fayence, quelque lisse que puisse être cette paroi.

Ce mécanisme serait inexplicable, si l'on déniait l'existence chez cet insecte d'un diaphragme à l'extrémité buccale et à celle qui lui est opposée. Pourrait-il en effet, en l'absence de ce diaphragme, se mouvoir sans que le vide se formât alternativement entre ces extrémités?

Toutes les personnes qui connaissent maintenant la cause originaire du mal, la seule qui soit véritable, doivent, dans leur intérêt, si elles ne veulent être les auteurs de leur propre mort, doivent rechercher soigneusement s'il existe en elles des symptômes d'invasion des larves, ce dont elles peuvent s'assurer par deux moyens : en observant si elles jettent des peaux de larves, ou les insectes eux-mêmes. Pour s'assurer du premier point, elles déposeront leurs déjections et leurs urines dans un bassin. Si ces déjections contenaient des peaux de larves, on les verra surnager à la surface, par suite de leur pesanteur spécifique, inférieure à celle du contenu du bassin. Si les excréments sont trop adhérents entre eux, il faudra les diviser avec un

bâton, les laisser ensuite reposer pour donner
aux parties plus lourdes, qui déjà peuvent se
reconnaître, le temps de se précipiter. Si les
matières étaient pelotonnées et très dures, il
serait indispensable de les diviser le plus possible. Dans chacune de ces hypothèses , les
peaux de larves sont renfermées dans les excréments et l'on ne parviendra à constater
leur présence qu'en employant les moyens ci-
dessus exposés. Pour s'assurer si l'on rejette
ou non des larves dans leur complet développement et prêtes à se métamorphoser, il con-
vient encore de conserver les déjections dans
un ou plusieurs vases dont, à dater du dixième
jour après le dépôt, on recouvrira les orifices
avec de la gaze blanche solidement fixée aux
vases. Depuis ce dixième jour, jusqu'au vingtième, on examinera soigneusement la partie
interne de la gaze ; si les déjections contenaient des larves, on les retrouvera, à l'état de
mouches, attachées à la gaze , cherchant une
issue, et ayant passé de la condition de larves
à celle de l'insecte parfait.

Lorsqu'il existe, dans la population, une
abondance considérable de mouches, l'invasion de leurs larves est rapide et détermine
une attaque cholérique , bien qu'elles n'aient
point encore achevé d'opérer leur second changement de peau, ce qui a lieu pendant l'été,
après qu'elles se sont multipliées. Elles font
également irruption chez les animaux pendant
l'hiver, raison à laquelle il faut attribuer l'absence du Choléra pendant l'hiver, ou le petit
nombre de ses cas lorsqu'il règne pendant
cette saison.

Les gouvernements, les populations et les
professeurs de la science médicale peuvent

contribuer à rendre cette vérité promptement utile à l'humanité ; les premiers, en avertissant les populations qu'elles doivent conserver les déjections des personnes malheureusement atteintes par le fléau, pour être soumises à l'analyse des hommes de l'art ; ne point se laisser dominer par la crainte de la contagion, crainte entretenue chez elles par un certain pressentiment intérieur, bien que les hommes de l'art aient publié le caractère non contagieux du Choléra. Du moment où ces déjections provenant de diarrhée, qu'elle soit séreuse ou bilieuse, auront été conservées, il sera possible d'y reconnaître l'existence des larves par le moyen suivant : on jettera peu à peu, dans un tambour formé de quatre ou cinq gazes métalliques en cuivre, placées horizontalement l'une au-dessus de l'autre, à l'instar de celles des tamis, toutes les évacuations du cholérique mêlées avec de l'eau ordinaire ; on agitera ces déjections dans tous les sens. Par suite de cette opération, les grosses larves, s'il en existe, les substances non digérées et quelques mucosités demeureront dans la partie supérieure du tambour, dont les mailles de la gaze devront être d'une proportion à ne donner passage qu'à un grain de blé. Dans le second tamis, dont le tissu sera plus serré, demeurera arrêtée la plus grande partie des deux substances antérieures ; dans le troisième, dont les mailles ne devront que difficilement donner passage à un grain de millet, seront retenues les parties de matière qui auront échappé au deuxième, et peut-être aussi quelques larves qui auront atteint leur développement complet. Le quatrième tamis, dont le tissu doit être assez serré pour ne pas donner passage à la dernière graine dont nous venons de parler, retiendra encore quelques matières grossières et quelques larves plus petites qui auraient pu s'y introduire. Le cinquième, aux mailles assez serrées pour ne laisser passer que des aiguilles très fines, retiendra les plus petits insectes. Enfin, le sixième tamis, qui doit consister en un filtre de laine noire, donnera passage aux liquides et gardera, avec les matières les plus menues transmises par les cinq premiers, les larves les plus exiguës, presque imperceptibles si ce n'est pour le microscope.

Métamorphose.

Nous n'avons pu jusqu'à ce jour observer cette métamorphose; mais nous sommes porté à croire que la larve, après sa sortie du tube digestif, pénètre, à l'aide de son aiguillon, dans les matières fécales jusqu'à leur périphérie, où s'opère un cinquième changement de peau ; celle-ci sert de coque pendant que l'insecte est à l'état de chrysalide, état dans lequel l'aiguillon se montre, les pattes se développent ainsi que les deux ailes, la tête pourvue de sa trompe, à l'aide de laquelle il brise la membrane élastique et menue qui servait de diaphragme à la valvule buccale, et se montre à l'extérieur, où il doit subir quelques modifications que j'ai eu l'occasion de constater. Cette mouche récemment métamorphosée a atteint déjà, à peu de chose près, son développement naturel, qu'elle conserve jusqu'à sa mort; elle est d'une couleur gris-blanc comme la larve ; ses yeux sont bleus ; mais, après un court intervalle qu'on ne saurait déterminer, elle commence à rougir d'abord, dans la partie médiane et supérieure du protorax, dont la teinte se communique bientôt au reste de ce protorax, à la tête, aux yeux, et, enfin, à la partie antérieure de l'abdomen, en acquérant chaque jour plus d'intensité jusqu'à ce que cette couleur ait obtenu le ton qu'elle doit avoir ; c'est alors que l'insecte, parvenu à sa perfection complète, est apte à la procréation.

CHAPITRE IV.

PROPAGATION DU CHOLÉRA.

Cette maladie se propage par la transmission de l'espèce de larves que nous venons de décrire, dans le tube digestif des êtres rationnels ou autres. Une fois que ces larves ont envahi une population, si l'on n'oppose de suite quelques moyens aux funestes résultats que doit entraîner leur présence, elles ne tarderont pas à se métamorphoser aux époques assignées par la nature, et alors, des mouches apparaîtront là où il n'en existait pas, déposant leurs larves aussi bien sur l'habitant stationnaire que sur le voyageur de passage. Celui-ci les transmettra à d'autres localités plus ou moins éloignées et qui, suivant que ces larves s'y multiplieront, deviendront des foyers d'une propagation qui rayonnera sur tous les points environnants, et plus particulièrement sur ceux où l'affluence populaire est plus considérable. Nous en avons une preuve bien évidente dans l'itinéraire que cette épidémie a suivi lors de ses deux irruptions dans ce siècle. Partie de l'Indoustan,

elle se jette dans toutes les directions, pénètre jusqu'aux confins de l'Asie, d'où elle
revient sur ses pas pour envahir l'Afrique jusqu'à ses déserts. Arrivées à ce point, les mouches périssent ayant atteint le terme de la durée de leur existence, et les larves ont le
même sort, faute d'êtres animés qu'elles puissent infecter.

Le sort de l'Europe est bien différent ; le
choléra se propage jusqu'à Moscou par la voie
principale de la Russie ; à droite, il se jette
sur la Sibérie ; à gauche, sur tous les états li-
mitrophes. De la Russie, il passe successivement en Angleterre, en France, en Amérique,
à la Havane ; de Cuba, il gagne le Portugal et
l'Espagne, revient en France, se montre en
Italie, et, enfin, dans l'Algérie, où il met un
terme à son épouvantable course.

Nous le voyons suivre à peu près le même
itinéraire dans sa seconde invasion, en Angleterre et en France. Il est vraisemblable que
ses ravages se seraient arrêtés dans ce dernier
pays, si les Anglais n'avaient pas transmis les
larves au Portugal, bien qu'en petit nombre.
Il est à remarquer qu'il a fallu une période de
3 ou 4 années pour qu'elles se multipliassent
dans cette partie de l'Europe et y déterminas-
sent les attaques cholériques. Du Portugal, le
fléau envahit d'abord la Galice et se répand
simultanément dans toute l'Espagne par les
côtes d'Afrique. De l'Espagne, il se jette d'un
côté sur l'Amérique, de l'autre sur la France
et l'Italie.

Si, en ce qui touche les époques de ses invasions, nous jetons un coup-d'œil dans l'histoire, nous y verrons que l'Europe compte,
depuis le siècle de Louis XIV jusqu'au nôtre,

trois épidemies générales et quelques-unes
partielles, ce qui prouve que la maladie qui
nous occupe ne se propageait pas autrefois
comme elle le fait dans le 19ᵉ siècle, où deux
fois déjà elle a exercé ses ravages. Les puis-
sances de l'Europe avaient entre elles moins
de rapports dans les siècles antérieurs, et par
conséquent moins d'occasions de se voir com-
muniquer le principe de l'épidémie, et, par
suite, moins de moyens pour la répandre. Mais
aujourd'hui qu'il existe plus de communica-
tions entre les peuples, plus de rapports avec
l'Asie ; aujourd'hui que les bateaux à vapeur,
les wagons des chemins de fer transportent,
avec la rapidité du vent, les voyageurs, et par
conséquent les larves cholériques dont ils peuvent être infectés, cette maladie est devenue
presque endémique en Europe et finirait par
l'être entièrement dans les quatre parties du
monde, quand les lignes des chemins de fer et
celles des paquebots à vapeur auront été d'un
usage général chez toutes les nations.

De ces mêmes parties du monde, l'Asie est
celle qui, en tout temps, a été le plus frappée
par l'épidémie, bien que la preuve n'en demeure point acquise dans l'histoire ; mais notre assertion se base sur le caractère endémique du Choléra dans l'un des points de cette
même Asie.

En Afrique, où rien ne prouve que ce fléau
ait fait de nombreuses irruptions, il est venu,
heureusement, s'éteindre dans les vastes déserts de Sinaï et de la Libye.

L'Europe, en raison de ce qu'elle confine
avec l'Asie et commerce avec elle, est, des
quatre parties du monde, celle qui a été frappée, en troisième lieu, par l'épidémie ; et plus

cette épidémie s'y est montrée inhérente et générale, plus sa propagation a été fréquente.

Enfin, et dernièrement, l'Amérique, vierge jusqu'alors des coups du terrible fléau, a subi, la première fois, ses ravages en 1832. A quoi faut-il attribuer la propagation, dans le siècle actuel, de la cause du Choléra dans cette partie du globe où, dans les siècles antérieurs, l'épidémie avait été inconnue? La réponse est facile : c'est à la rapidité avec laquelle s'effectuent aujourd'hui les traversées d'Angleterre à New-York. Quinze ou vingt jours suffisent aux pyroscaphes pour franchir l'intervalle qui sépare l'ancien monde du nouveau ; et, en fallût-il quarante ou cinquante, la cause du Choléra se transmettrait encore ; dans les siècles antérieurs, au contraire, où la navigation à voile était beaucoup plus lente, les voyageurs, à leur arrivée au point le plus rapproché du nouveau continent, n'étaient plus infectés de la moindre larve.

Relativement aux nations, l'Angleterre a été frappée par trois Choléras partiels, indépendamment du large tribut qu'elle a payé aux épidémies cholériques générales. Ces attaques fréquentes chez une nation plus éloignée qu'aucune autre de l'Asie, démontrent, évidemment, que depuis les conquêtes de la Grande-Bretagne dans cette partie du monde, les soldats ou autres personnes qui sont retournées dans la mère-patrie, y ont transporté le principe du mal qu'ils avaient puisé à sa source.

La France, dans le siècle présent, a été plus souvent frappée que les autres nations, en raison de la position centrale qu'elle occupe au milieu d'elles, position qui détermine infailliblement l'invasion de son territoire par l'épidémie, dès que celle-ci décime quelqu'un des peuples qui l'avoisinent. Le fléau sévit-il en Espagne, il revient invariablement en France, comme nous venons d'en avoir deux exemples récents, et ainsi que cela est arrivé pour l'épidémie du siècle de Louis XIV.

Notre siècle a vu deux fois le principe du Choléra envahir la Russie, d'où il s'est étendu au reste de l'Europe, attaquant, avec plus ou moins de rapidité, chaque nation, suivant que ses relations commerciales avec les points infectés étaient plus fréquentes.

Relativement aux populations, toutes celles contiguës à l'Indoustan ont été frappées beaucoup plus souvent. Des professeurs, des personnes dignes de foi affirment avoir vu, dans cette partie de l'Asie, des centaines d'irruptions depuis l'année 1817 jusqu'à l'année présente. Les voies de mer et de terre les plus fréquentées étant naturellement celles par lesquelles le principe cholérique se transmet sur un point quelconque de l'Europe, toutes les populations qui se trouvent sur son passage seront plus promptement et quelques-unes d'entre elles plus fréquemment atteintes. C'est ainsi que, tant que les circonstances qui existent aujourd'hui subsisteront, jamais Moscou et Saint-Pétersbourg ne seront sauvegardés des attaques du fléau. Il en sera de même pour Sunderland et Londres, en Angleterre; pour les départements du Nord et du Pas-de-Calais, en France; pour Paris; pour New-York, le Canada et la Havane, en Amérique, et pour les populations les plus fréquentées, riveraines de la Méditerranée.

—

CHAPITRE V.

Préservatifs infaillibles.

Si les habitants de toutes les localités envahies par le principe du Choléra s'étaient
trouvés placés dans les mêmes conditions, aucun d'eux n'aurait échappé à l'épidémie.
Ceux-là se sont souvent sauvegardés, qui ont
l'habitude de tenir fermées, en tout temps, et
plus particulièrement en été, avant le coucher
du soleil, les portes et fenêtres qui communi-
quent à l'extérieur de leurs maisons. L'épidémie a également respecté les personnes qui
ont la coutume, préjudiciable sous d'autres
rapports, de dormir en se couvrant la tête de
leur couverture, coutume qui empêche la
mouche cholérique de déposer sa larve dans
les narines. L'usage de se purger tous les huit
ou quinze jours a pu également être, pour
certaines personnes, un préservatif efficace ;
enfin, quelques autres, tellement impressionnables que la moindre nouvelle, bien que favorable, détermine chez elles la diarrhée, ont
dû leur conservation à cette organisation ex-
ceptionnelle. En effet, dans la purgation,
comme dans la diarrhée que nous venons de
signaler, les larves sont expulsées du corps
avec les déjections, au fur et à mesure qu'elles s'introduisent dans l'économie animale,
sans pouvoir s'y multiplier à un degré suffisant pour déterminer l'attaque cholérique.
Enfin, un grand nombre d'individus ont été
respectés par l'épidémie par des causes éven-
tuelles qui nous sont encore inconnues.

Les personnes qui veillent pendant tout, ou
partie de la nuit, à l'époque de l'invasion des

larves, comme les veilleurs de nuit, les bou-
langers, les ouvriers typographes, les conduc-
teurs de diligence, les postillons, les gardes
civiques, etc., etc., qui ne dorment que de
jour, et pendant l'existence de l'épidémie, les
ecclésiastiques, les médecins, les fossoyeurs
qui exercent nuitamment leur ministère; à
moins toutefois que l'invasion chez eux d'une
quantité de larves suffisante pour déterminer
l'attaque cholérique, n'en ait précédé l'exer-
cice.

Il existe deux moyens de se préserver des
coups du fléau : ou éviter la déposition des
larves dans les narines, ce qui sera plus pru-
dent, ou bien les expulser une fois qu'elles
se sont introduites dans le tube digestif et
avant qu'elles n'aient produit des désordres
suffisants pour déterminer le Choléra.

L'un des moyens, et le plus commode,
d'empêcher la mouche cholérique de déposer sa larve dans les narines pendant notre
sommeil, c'est d'envelopper les lits d'une
moustiquaire de gaze, disposée de manière
que l'insecte ne puisse pénétrer à l'intérieur,
et en ayant soin de la tenir exactement fermée
lorsque le lit a été fait ou bien qu'on s'y est
couché.

Les pères de famille qui ne voudraient ou
ne pourraient faire l'acquisition de moustiquaires pour eux ou pour leurs enfants, pourront y suppléer par des stores de gaze placés
aux fenêtres et aux balcons, si les dispositions
de leurs habitations le permettent, et s'ils
sont dans la nécessité de laisser leurs portes ex-
térieures ouvertes pendant tout ou partie de la
nuit. Dans le cas contraire, si cette obligation
ne leur est pas imposée, les stores de gaze de-

viennent inutiles ; il suffira de se borner à les
fermer deux heures avant la nuit, quelle que
soit la saison ; toutefois, dans ces deux derniers
cas, et chaque matin avant de les ouvrir et
par mesure de précaution, ils devront exami-
ner avec soin les stores des fenêtres, et si cet
examen amène la découverte de quelques
mouches cholériques à la surface interne de
la gaze, ils devront devancer l'heure de la
fermeture des fenêtres. Si les mêmes fenêtres
et les balcons étaient dépourvus de gaze, on
recourra alors au moyen que j'ai indiqué plus
haut, à l'article *Cause* ; c'est-à-dire, qu'on
pratiquera une ouverture qui serve de guide
et d'issue à l'insecte vers la lumière extérieure, et que l'on observera avec le plus
grand soin si quelques mouches ne s'enga-
gent point dans le passage qui leur aura été
ménagé.

Les fenêtres et les balcons pourvus de vitres devront être fermés à la même heure, et
il sera bon, de temps en temps, de recourir
au procédé que nous venons d'indiquer dans
le paragraphe précédent.

Les pauvres, les journaliers habitent généralement dans des maisons dont la porte de la
rue constitue l'unique ouverture. S'il en existe
une autre qui divise la chambre où ils couchent,
ils la laissent ouverte, soit pour se donner de
l'air, soit pour un autre motif, jusqu'au moment de se coucher ; ils ferment alors leurs
portes, mais seulement pendant l'hiver, car
l'été ils les laissent ouvertes à cause des fortes chaleurs. Dans cette dernière saison, rien
ne fait donc obstacle à l'introduction de la
mouche cholérique dans les habitations de la
classe nécessiteuse, puisqu'on ne saurait em-

pêcher cette introduction qu'à la condition
d'être suffoqué dans ces mêmes habitations,
communément fort resserrées. Dans de pareil-
les conditions, les habitants de ces maisons
doivent faire usage, pour dormir, d'un masque de gaze claire qui ne gênera pas la res-
piration et empêchera l'insecte de pénétrer à
l'intérieur.

Le voyageur, le muletier pourront en être
porteurs, afin de s'en servir dans les endroits
où ils devront passer la nuit.

L'usage du masque dont il s'agit, n'est point
incommode, pas même en été; nous l'avons
employé pendant plusieurs nuits sans en
éprouver la moindre incommodité.

Les pères qui n'auront d'autre moyen de
préserver leurs enfants de l'épidémie que
celui de recourir à l'emploi du masque, devront veiller à ce que les plus jeunes de leurs
enfants dorment dans des lits ou dans des ber-
ceaux garnis de moustiquaires, à moins qu'ils
ne préfèrent les purger. Tous les sacrifices
qu'ils s'imposeront, quelque onéreux qu'ils
puissent être, seront peu de chose en compa-
raison de la conservation de l'existence de ces
enfants. Les mêmes moyens, les mêmes précautions devront être employés à l'égard des
enfants exposés, à dater du jour où l'établisse-
ment les admet à sa charge.

La diarrhée cholérique entraîne avec elle
les larves du tube digestif; le même résultat
peut s'obtenir, avant l'invasion du Choléra,
avec les purgations, quelle qu'en soit la nature, qui procurent dix ou douze évacuations en
peu d'heures et produisent un meilleur effet
que si le nombre de ces évacuations était dou-
blé, mais dans un plus grand laps de temps.

La potion purgative que nous avons plus fréquemment employée et avec le plus de succès, est la médecine de second degré de Le
Roy et l'huile de ricin.

Il est des potions qui, peu efficaces chez de
certains sujets, produisent chez d'autres d'a-
bondantes et nombreuses évacuations, ce qui
revient au même, alors, que si l'on faisait usage
des médecines que nous venons d'indiquer.

Quel que soit le purgatif préféré, si l'on en
obtient le résultat recherché, son emploi devra
être répété tous les dix ou douze jours, afin
d'éviter que les larves ayant pris du développement ne jettent leur première peau, ou tous
les quinze jours au plus tard, pour qu'elles
n'opèrent pas leur second changement de
peau.

Les personnes qui feront usage de ce moyen
préservatif prendront, la nuit qui précèdera
le jour où elles devront se purger, cinq grains
d'aloës succotrin, ou dix, si elles étaient resserrées ; cet aloës pourra être pris en substance ou en pillules. Par la vertu purgative de
cette drogue, on débarrassera le gros intestin,
sur lequel elle agit de préférence, et les matières plus ou moins compactes que ce viscère pourrait contenir ne feront pas obstacle
aux évacuations qui résulteront du purgatif
principal, lequel devra être pris pendant la
durée de l'effet produit par l'aloës, effet qui
commence ordinairement à se produire douze
heures après l'absorption.

Il sera nécessaire que les personnes qui
déjà seraient envahies par les larves, lorsqu'elles auront connaissance de notre préservatif, se purgent une fois seulement et fassent
usage du masque ou de la moustiquaire.

La médecine de Le Roy s'administrera à la quantité d'une once; sa quantité sera double pour l'huile de Ricin. On devra boire cette potion en une seule fois. Ensuite, selon qu'elle agira sur chacun, on prendra, chaque demi-heure, une cuillerée de ces médicaments, jusqu'à ce qu'on ait obtenu huit ou dix évacuations; si le nombre en était plus grand, loin de faire du mal, cette circonstance serait favorable.

Pendant l'été, il vaut mieux prendre l'aloës succotrin le matin, et la médecine de Le Roy ou tout autre purgatif le soir, parce que ces médicaments causent alors moins de perturbation et agissent plus efficacement.

Les personnes qui seraient naturellement faibles ou très infirmes commenceront par une demi-once du purgatif de Le Roy ou une once d'huile de Ricin, en ayant soin de prendre ensuite, de demi-heure en demi-heure, une petite cuillerée de ces mêmes purgatifs. Si l'on éprouvait par trop de répugnance à avaler ces médecines, on pourra mitiger le goût de la première en l'édulcorant avec de l'eau sucrée, du sirop; celui de la seconde avec du café peu fort et très sucré; enfin, si, en raison de l'odeur nauséabonde de ces purgatifs, la répugnance à les prendre ne pouvait être vaincue, on pourrait leur substituer 20 ou 30 grains d'aloës en pillules et pris en une seule fois, ou bien la médecine (préparation n° 1), prise à la même dose et de la même manière que celle de Le Roy.

On emploiera, pour les enfants de six mois à deux ans, le purgatif (préparation n° 1) mêlé à une égale quantité de sirop, et qu'on leur fera prendre par petites cuillers à café

et d'heure en heure; de deux ans jusqu'à
sept, on leur administrera, en une seule fois,
un quart d'once du même purgatif, en leur
faisant prendre la même dose, mais alors par
cuillerée et d'heure en heure, comme nous
venons de le dire, jusqu'à ce qu'on ait obtenu
le nombre d'évacuations indiqué plus haut.

Chaque fois que la soif se fera sentir, qu'il
y ait diarrhée ou non, on mettra dans chaque
tasse d'une infusion chaude de bourrache, une
petite cuillerée de la préparation n° 2. Cette
boisson devra être continuée jusqu'à la dispa-
rition de la diarrhée. Une fois ce résultat obtenu, cette boisson pourra être donnée froide.

On administrera aux enfants, dans les premiers mois de leur naissance, la sixième partie d'une petite cuillerée, en augmentant successivement la dose, jusqu'à ce qu'on soit arrivé à celle désignée plus haut et dont les enfants de douze ans et au-dessus peuvent faire
usage.

Après dix ou douze évacuations, il faudra
s'occuper d'arrêter la diarrhée, ce qu'on obtiendra en prenant quelques tasses de bouillon épicé et un peu de vin généreux, de rhum,
d'eau-de-vie ou d'une autre liqueur alcoolique
au goût du sujet. Ce traitement devra être
maintenu pendant toute la journée jusqu'à la
suivante, où l'on pourra prendre alors toute
sorte d'aliments, pourvu qu'ils soient d'une
digestion facile. Il sera difficile, sans doute,
de voir adopter, généralement, de prime-
abord, l'usage des purgatifs, comme moyen
préservatif, en présence de l'opinion erronnée
dans laquelle on est, qu'ils déterminent l'invasion de l'épidémie ou y prédisposent. Incrédulité fâcheuse qui, jusqu'à ce que l'exac-

titude de nos assertions ait été consacrée par l'expérience, sera funeste encore à bien des personnes, comme cela est arrivé à Grenade à de trop nombreux individus qui n'ont pas voulu recourir aux purgatifs, bien que plusieurs exemples leur en eussent démontré les bons résultats.

Nous produisons ici la liste des personnes qui offraient les symptômes ou des signes précurseurs de l'épidémie, même la diarrhée, et qui ont dû la vie à l'usage de ces purgatifs :

Dⁿ Miguel Nuñez, rue de Capuchinas, 2.
Francisco Martin, r. Zacatin, 134.
Juan Pulm, r. del Milagro, 4.
Lorenzo Lardeye, id.
Juan Megias, r. Cobertizo de Elvira, 1.
Juan de Dios Ocon, r. Colegio Catalino, 3.
Mª. Encarnacion César, r. de Gracia.
Jose Junquera, r. de Capuchinas, 26.
Angustias Gamez, r. Pescaderia, 3.
Antº R. Martinez, r. Callejuela de los Franceses, 4.
Pilar Moreno, r. Plazeta de los Girones, 7.
Francisco Nuñez, r. Carmen de Granadillo.
Agustin Prat, r. Posada de la Espada.
Antonia Quesada, r. Alhambra, 61.
Juan Antonio Santaella, r. Carcel baja.
Francisco Ximenes, r. de las Animas, 3.
Maria Josefa Fernandez, r. del Peine, 7.
Josefa Almeda, r. de Caballerizas, 5.
Presentacion Pardo, r. de la Almona vieja, 5,
Juan Antonio Marin, r. Callejon de Vargas, 7.
Concepcion Blanco, r. Campillo, 25.
Teodora Martin, Plazeta de Nebote, 24.
Antonio Legara, r. de la Misericordia, 14.
Jose Legaza, id. 14.
Ramon Caballero, r. de San Isidro, 76.
Matilde Riobó. Plazeta de Capuchinas, 24.
Salvador Albarez, r. Zacatin, 79.
José Maria Enrique, Plazeta de Nebote, 24.

———

CHAPITRE VI.

INVASION.

Nous diviserons cette maladie, afin de bien établir la distinction qu'on observe fréquemment dans la succession des symptômes, en trois périodes. 1° la période prodomique ; 2° celle de la diarrhée ; 3° la période algide. La première embrassera le temps qui s'écoule entre la manifestation des signes précurseurs du mal et l'apparition de la diarrhée; la seconde, la durée de cette même diarrhée jusqu'à l'extinction du pouls; enfin la troisième, l'intervalle qui sépare ce dernier état de son terme.

Aucune de ces périodes n'est reglée dans sa marche qui est plus ou moins précipitée, suivant le degré du principe du mal, la constitution, l'âge, le tempérament du sujet.

Les malades cholériques chez lesquels se présente une diarrhée bilieuse sont fort nombreux ; cette diarrhée, dont la durée varie de un à onze jours, quelquefois plus, est suivie d'évacuations blanches accompagnées d'une aggravation, telles que, si une réaction rapide n'a pas lieu, le malade succombe inévitablement un ou deux jours après, rarement plus tard.

Il arrive quelquefois, et c'est une exception fort rare, qu'il y a absence de diarrhée et de vomissements, mais existence de tous les autres symptômes ; c'est une circonstance qu'il importe de ne pas perdre de vue, afin de ne point négliger le traitement curatif qu'elle réclame, comme il importe également d'observer avec le plus grand soin s'il ne se produit point quelque symptôme de la période.

Quand une population doit être envahie par l'épidémie cholérique, des diarrhées se manifestent chez un grand nombre de sujets qui ont une disposition naturelle à en être atteints les premiers, avant même que le mal ait produit d'autres désordres dans leurs estomacs et leurs intestins. Cette diarrhée leur est favorable, pourvu qu'elle ne soit pas trop passive, pourvu qu'elle entraîne les larves et les mucosités, car si ces dernières demeurent attachées aux parois et si les premières restent à l'intérieur, l'attaque cholérique est infaillible.

Théorie de l'Invasion.

La membrane muqueuse du tube digestif étant irritée par les changements de peau que les larves ont opérés sous leur tissu, sécrète alors une plus grande quantité de mucosités que dans son état normal. Ces mucosités se condensent et obstruent le passage du chyle et celui des liquides qu'il contient; le sang, privé chaque jour davantage, de sa nourriture et des sels dissolvants de l'albumine, comme les sels naturels, sel marin, et de sable, qui renferment en eux les mêmes aliments, se coagule. C'est alors que commencent à se produire les symptômes et les signes précurseurs qui vont en s'aggravant de plus en plus, dès que la sécrétion de la bile diminue, et jusqu'au moment où elle cesse complètement par l'effet de la compacité qu'elle a acquise et de la contraction du tiers supérieurs du duodénum, faute de circulation, contraction qui rétrécît le conduit cholédoque à sa sortie dans le-

dit intestin; le chyme mal préparé dans l'estomac, et très acide, passe dans le reste du tube
digestif, dans lequel l'acide acétique qui l'accompagne, ne peut être neutralisé par la bile
dont l'émission est déjà suspendue, et le chyle
qui en résulte, absorbé par le petit nombre
de vaisseaux chylifères qui continuent à exercer leurs fonctions naturelles, est fort acide, ce
ce qui détermine une plus grande coagulation
du sang. La présence de l'acide acétique, en
trop grande quantité, le manque d'absorption
et de circulation dans le tube digestif déterminent les évacuations, et c'est alors que se
produisent les symptômes de la période de la
diarrhée et des autres, successivement, jusqu'à la mort, si les mucosités ne se détachent
pas, si l'absorption intestinale ne reprend point
son action, enfin, si la désorganisation n'est
pas complète et si tout espoir n'est pas perdu.

Symptômes.

Période prodromique. — Les symptômes
de cette période sont : mal-être général, mal
de tête avec élancements à la nuque, poids
aux extrémités, frissons à l'épine dorsale,
titillation qui court des pieds à la tête et à
laquelle succède une forte chaleur suivie de
sueur froide, de lassitude générale, de perte
d'appétit, particulièrement pendant l'été, cer-
cles bleus autour des yeux, oppression, borborygmes, pouls fréquent et s'élevant à 15 ou
20 pulsations par minute au-delà du nombre
normal sècheresse de la bouche, avec soif, dou-
leur et pesanteur dans l'estomac ; cette pesanteur augmente quand on boit de l'eau.
Les symptômes que nous venons de décrire

ne se présentent pas toujours simultanément.
Plusieurs d'entr'eux, fréquemment, ne se produisent pas. Ceux qu'on constate le plus souvent et qui, dans notre opinion, ne manquent
jamais de se produire, sont les borborygmes,
la pesanteur dans l'estomac, les vertiges ou
éblouissements, les pulsations plus hâtives de
l'artère. Dans les deux circonstances, le malade ne se sent pas disposé à travailler. Ces
symptômes se manifestent généralement le
troisième ou le quatrième jour avant l'attaque
cholérique ; cependant, chez quelques sujets,
ils se produisent souvent 20 ou 30 jours plus
tôt, par anticipation.

Période de la Diarrhée.

En outre de ce que, dans cette période,
plusieurs des symptômes énumérés ci-dessus
continuent à s'aggraver, il en est d'autres qui
s'y manifestent, tels que : douleurs vives à
l'ouverture supérieure de l'estomac, diarrhée
et vomissements liquides, semblables à l'eau
de riz claire ; soif insatiable ; crampes aux
extrémités et, parfois, dans tout le corps ;
affaissement de la voix qui devient rauque ;
altération du visage ; les yeux se renfoncent
dans leurs orbites et deviennent ardents ; le
ventre s'affaisse, quelquefois au contraire et
rarement il se ballonne ; le pouls s'affaiblit,
ses pulsations sont plus précipitées, des sueurs
se manifestent, qui se refroidissent ensuite ;
dans cet état, le pouls de l'artère radiale
devient insensible jusqu'à ce qu'il cesse entièrement chez le malade.

Période algide.

Pendant cette période le froid aux extrémi-

tés devient de marbre ; les yeux se ternissent;
le cercle dont ils sont entourés augmente,
ils se cachent sous la paupière supérieure en
ne laissant plus apercevoir que la sclérotique
(leur partie blanche); la voix s'éteint; le
corps et les ongles se couvrent de taches livides,
bleues ou noires; la soif augmente, la sécrétion
des urines diminue ou cesse totalement ; chez
quelques malades la diarrhée s'arrête ; les
syncopes se produisent ainsi que les douleurs
cardialgiques ; la perte de connaissance sur-
vient chez la plupart des cholériques, puis la
prostration totale, puis la mort.

Causes qui précèdent l'invasion.

Abaissement de la température.

C'est un fait , hors de doute, que, généralement, l'invasion s'effectue pendant la nuit,
et qu'elle augmente par un temps nuageux,
après une pluie, lorsque la peau est mouillée,
après des bains froids ou des boissons glacées,
par la suppression de la transpiration cuta-
née et l'augmentation de la sécrétion muqueuse du tube digestif, effets auxquels se
joint la contraction des muscles abdominaux
et des intestins, contraction qui accroît l'action répulsive par laquelle sont jetés, à l'extérieur, les excréments endurcis qui occupent
la partie inférieure du gros intestin et que les
liquides retiennent dans la partie supérieure.

Aliments indigestes.

Les aliments absorbés avant l'invasion,
quelque sains qu'ils soient, devenant indiges-

tes par le mauvais état de l'estomac, il en résulte, s'ils sont mauvais, qu'ils hâteront, de quelques jours, l'attaque cholérique.

Impressions morales.

Lorsqu'elles sont lentes, elles minent peu à peu l'existence ; si elles sont fortes, au contraire, elles tuent avec rapidité. Il est des personnes si impressionnables, que la réception d'une nouvelle agréable ou désagréable, le bruit du tonnerre ou celui du canon, suffisent pour déterminer chez elles la diarrhée. A Madrid, après une nuit orageuse en octobre dernier, les cas d'invasion cholérique s'accrurent, bien que l'épidémie fût entrée dans sa période décroissante. Cette recrudescence ne fut que momentanée ; sa durée fut de 24 heures ; le lendemain, le fléau reprenait sa marche décroissante. La peur et l'abaissement de la température avaient conjointement produit cette recrudescence.

CAUSES QUI RETARDENT L'INVASION.

Chaleur excessive.

L'excès de chaleur, en dilatant les intestins, réagit, bien qu'avec difficulté, sur les excréments endurcis et retenus dans le gros intestin où l'on peut les considérer comme un bouchon qui s'oppose au passage des matières liquides supérieures, et retarde ainsi l'attaque cholérique, dont la gravité augmente en proportion du plus de temps qu'elle met à se produire, comme cela arrive en Asie, où la température atmosphérique s'élève jusqu'à 45 degrés.

Aliments.

Les astringents, l'usage presque exclusif

de substances animales et les boissons alcooliques prises avec excès, déterminent un res-
serrement qui retarde l'invasion plus ou moins,
selon le plus ou moins de lenteur à chasser
les dernières matières fécales endurcies et
retenues au-delà du temps normal dans le
tube digestif.

INVASIONS RELATIVES.

Diverses classes de la société.

L'épidémie attaque généralement les journaliers, les indigents, la classe peu aisée,
pendant l'hiver ou au commencement du
printemps, non point, comme on l'a cru jusqu'à ce jour, parce qu'ils sont mal vêtus, mal
nourris, qu'ils habitent dans des locaux obs-
curs, infects et sans ventilation, mais parce
que ces locaux sont trop restreints et ne présentent que très-peu de portes et de fenêtres,
que le besoin d'air ou de clarté force à main-
tenir ouvertes, et par lesquelles les mouches
cholériques s'introduisent facilement dans les
chambres à coucher, comme elles trouvent
également un accès dans les cabanes et les
chaumières, par leurs lézardes ou leurs por-
'es. Une autre circonstance rend encore la
·lasse indigente plus accessible au fléau,
c'est la communication qui existe entre leurs
habitations et les basses-cours (quand celles-
ci ne sont pas dans les maisons mêmes) où
séjourne l'insecte pendant les froids intenses,
introduisant sa larve chez l'homme et chez
les animaux qu'il y trouve. Par la raison contraire, la mouche ne peut se glisser chez les
riches, encore moins pénétrer dans leurs
chambres à coucher, parce que toutes les fenêtres et les portes de leurs habitations, gar-

nies de vitres, demeurent fermées pendant
l'hiver, et que si, parfois, on les ouvre, on a
soin de les refermer aussitôt, Cependant si,
lorsque le temps est beau, on les laisse ouvertes, alors la chance s'égalise entre l'opulent
et le pauvre, entre le plébéien, le noble et le
roi même, malgré sa couronne, bien que les
uns habitent dans des cabanes et les autres
dans des palais. C'est ainsi que le fléau a
frappé des comtes, des marquis et d'autres
personnages plus élevés, tels que le grand duc
Constantin , Casimir Périer et le maréchal
Bugeaud.

Des Sexes.

Les femmes sont moins épargnées que les
hommes, bien que placées dans les mêmes
conditions locales. Le sexe féminin est plus
faible, il faut moins de causes pour déterminer chez lui l'invasion du fléau, accompagné
de symptômes toujours plus graves que ceux
qui se manifestent chez le sexe opposé, qui
échappera souvent par l'action seule de la
diarrhée, avantage qu'il doit à l'usage du ta-
bac et des liqueurs spiritueuses, qui, bien
que n'étant pas des préservatifs complets, ne
laissent pas d'exercer une influence heureuse
en déterminant la mort de quelques larves
dans leur trajet vers l'estomac.

À Calcutta et dans les autres parties de
l'Asie, la proportion entre les deux sexes est
de quatre hommes contre une femme. Cette
proportion qui détruit l'assertion que nous
venons d'émettre , ne nous étonne point, si
nous réfléchissons que Calcutta renferme une
population de 800,000 habitants sur lesquels
on compte 788,000 Indiens et seulement

12,000 Européens, Anglais, Français, Portu-
gais, parmi lesquels il faut comprendre quelques Espagnols et un très petit nombre de
Chinois, et que les Indiens, pour la plus
grande partie, ont l'habitude de dormir sur
les places publiques, dans les cours et sous
les portes de leurs maîtres, ce qui les rend
plus accessibles que les femmes à l'invasion
des larves.

Des Ages.

L'enfant, dans sa première année, est rarement atteint, parce que, les cinq premiers
mois qui suivent sa naissance, il dort sous la
couverture du lit, et que, pendant les sept autres mois, il tête durant la plus grande partie
de la nuit ; le mouvement de la succion et la
position des narines, bouchées en quelque
sorte par leur contact immédiat avec le sein
de la mère, bien que son corps soit découvert,
le sauvegardent en quelque sorte contre l'invasion. Il est bien entendu qu'il s'agit ici de
l'enfant placé dans un lit ou dans un berceau,
et sur lequel veille la mère jusqu'à ce qu'elle
aille se coucher.

Les enfants, du moment où ils cessent de
prendre le sein, jusqu'à l'âge de 12 ans, sont
généralement atteints en plus grand nombre
que les personnes plus âgées. Les mouches,
en s'introduisant dans les chambres à coucher
dès que la nuit arrive, déposent leurs larves
chez ces enfants dès qu'ils sont couchés, jusqu'à ce qu'ils puissent en faire autant, plus
tard, sur les autres habitants de la maison qui
sont tous atteints indistinctement, s'ils dorment dans le même endroit.

Les individus d'un âge intermédiaire entre

12 et 60 ans, sont frappés en moins grand
nombre, en raison des soucis qui abrègent le
sommeil.

Ceux qui ont dépassé 60 ans, bien que dor-
mant encore moins, dans leur état normal,
sont cependant plus accessibles à l'épidémie;
mais cette prédisposition est en partie com-
battue par une lente absorption intestinale
qui soutient leur existence; existence que la
moitié du principe morbifique nécessaire chez
un adulte, suffit pour altérer ou suspendre, en
leur communiquant l'épidémie avec plus de
gravité.

Des Saisons.

On a toujours remarqué, c'est un fait irré-
futable, que l'épidémie demeure stationnaire
pendant toute la durée des froids rigoureux de
l'hiver. D'où peut donc provenir cette inter-
mittence? Pourquoi disparait-elle alors pour
se reproduire dans les saisons voisines? Quelle
influence, quel agent suspend ainsi la marche
de ses progrès?

Nous avons consigné déjà, dans le chapitre
III, que pendant les froids intenses, les pluies
abondantes et les vents violents, cet insecte
s'introduit dans les endroits abrités comme
le sont les basses-cours où il existe des animaux et dans lesquelles il se glisse quand la
température est rigoureuse. C'est à cela qu'il
faut attribuer les épizooties meurtrières qui,
dans l'Inde, dans la Russie, en Pologne, en
France et en Espagne, ont précédé l'apparition du Choléra et ont attaqué les chameaux,
les chèvres, les moutons, les porcs, les bœufs,
les dindes et plus particulièrement les poules;
mais, quand les froids ne durent point assez

longtemps pour leur permettre de déterminer le Choléra chez les animaux par une multiplication suffisante, l'épidémie alors prend chez l'espèce humaine un caractère plus meurtrier lorsque son développement a lieu, ce qui arrive communément, dans tous les pays, à dater du printemps jusqu'à l'hiver.

On déduit à première vue les alternatives que l'épidémie peut offrir, alternatives qui dépendent de la présence ou de l'absence de l'insecte dans les chambres à coucher, par suite des vicissitudes atmosphériques.

MORTALITÉ RELATIVE

Aux Epoques.

C'est seulement dans le XIV siècle que nous trouvons des données historiques sur la mortalité dans l'antiquité. Cette mortalité, comme nous l'avons consigné plus haut, fut des $4/5^{mes}$ des habitants de l'Europe, soit 80 0/0.

Les épidémies dont nous avons été témoins dans le siècle actuel, ont enlevé en Asie 20 0/0 de la population ; en Europe, 10 0/0, terme moyen ; mais si de semblables documents sur les siècles postérieurs ne nous faisaient défaut, ils nous démontreraient sans doute que cette mortalité avait été en diminuant à proportion de l'accroissement du nombre des latrines. Nous avons observé cette inégalité à notre époque ; on peut affirmer que, lorsque le principe de l'épidémie se présente dans deux localités dont l'une était dépourvue de latrines, tandis que l'autre en était pourvue, la mortalité comparée de ces deux communes présente un chiffre de victi-

mes plus considérable dans la première que
dans la seconde.

Aux parties du Monde.

Les ravages causés par le fléau en Asie sont
plus grands que dans les autres parties du
monde, par la raison qu'elle réunit à un plus
haut degré toutes les conditions qui favorisent
la multiplication de l'insecte mouche, telles
que la chaleur, l'usage où sont ses habitants
en général de déposer leurs déjections dans
les champs, dans les rues, sur les places publiques, leur coutume, pour établir une ventilation nécessaire et jouir de la fraîcheur,
d'avoir, au lieu de fenêtres, des persiennes à
travers lesquelles les mouches pénètrent facilement dans l'intérieur des habitations. Les
conditions qui, dans les trois autres parties du
monde, favorisent la propagation du principe
de l'épidémie, sont : le climat, le manque de
latrines et la coutume ou le besoin de laisser
ouvertes les portes, les fenêtres ou les balcons
extérieurs des habitations jusqu'à une heure
plus ou moins avancée de la nuit.

Aux populations.

La mortalité est plus ou moins forte, selon
qu'une localité possède ou ne possède pas de
latrines. Cette absence de latrines est la cause
la plus active de toutes celles qui agissent
accidentellement, telles que l'usage d'eaux
stagnantes, le mauvais air, les aliments indi-
gestes, la position topographique ou toute
autre circonstance à laquelle on attribue de
l'influence sur le développement de l'épidémie. C'est ainsi que, le principe du mal une
fois transmis à une localité qui n'a pas de

latrines, les larves déposées par les habitants
dans les basse-cours, dans les champs, se
transforment et se multiplient extraordinaire-
ment et envahissent presque toute la population, particulièrement dans l'été, comme elles
le font dans les localités agricoles où leur
introduction dans les maisons est facilitée par
l'absence de vitres aux fenêtres et aux balcons.

TERMINAISON DES INVASIONS.

Cette épidémie cesse chez une population,
pour ne pas s'y reproduire, lorsque la cause
qui la détermine cesse également.

Nous avons dit, déjà, que la mouche cholérique vit par groupe, c'est-à-dire en essaim, à
la manière des abeilles ; en sorte que, lorsqu'un individu chez lequel un groupe de ces
insectes avait la coutume de déposer ses larves est envahi, il est bien rare que ce groupe
se transporte sur un autre point et se réunisse
à un second essaim pour pénétrer dans une
autre maison ; mais, si les habitants de cette
maison sont attaqués, les deux groupes seront
obligés de passer dans d'autres habitations ;
et ainsi de suite, jusqu'à ce que les larves expulsées per la diarrhée colérique ne se
métamorphosant plus par le motif qu'elles
n'avaient point atteint leur développement
complet, le nombre des mouches qui venaient
ne s'accroîtra plus; ces mêmes mouches, alors,
périront pour être arrivées au terme de leur
existence et les larves qu'elles auraient déposées périront également par la raison antérieurement exposée.

CHAPITRE VII.

MÉTHODE CURATIVE.

Aucune des maladies connues n'a été l'objet d'un traitement plus varié que celui de l'épidémie qui nous occupe ; et pourtant les remèdes si nombreux auxquels on a recouru ont presque tous été, alternativement, stériles. Il ne faut pas croire pour cela que la médication que j'expose soit un spécifique contre tous les cas de choléra ; ce que nous affirmons, et l'expérience a confirmé cette affirmation, c'est que notre traitement est infaillible pour les personnes qui en feront usage dès le moment qu'elles observeront chez elles quelque symptôme prodromique, et que bien peu d'individus chez lesquels la diarrhée se produira, seront victimes du fléau, s'ils emploient notre indication au début même de cette diarrhée ; mais s'ils perdent un temps précieux, si les symptômes s'aggravent rapidement, si l'on attend pour recourir aux secours de la médecine que le malade soit à toute extrémité, quel résultat heureux pourra-t-on attendre du traitement le mieux combiné ? Attendra-t-on que le sujet ait succombé pour le médicamenter et proclamer l'impuissance de la médecine ?

Toutes ces maladies, et la pestilentielle en particulier, qui ont un même principe morbifique, n'exigent pas pour la guérison l'emploi de beaucoup de remèdes, du moment où son siége, ses causes et ses effets sont connus ; mais, sans ces notions indispensables, il n'y a plus que perplexité, confusion et indécision dans le choix du traitement à appliquer pour obtenir des résultats favorables qui rarement sont l'œuvre du hasard.

MOYENS PRÉSERVATIFS GÉNÉRAUX.

Quand une personne est atteinte par le mal,

III.

il faut la coucher, s'il fait froid, dans un lit chauffé un peu à l'avance, et la couvrir de manière à ce qu'elle n'éprouve pas cette sorte d'étouffement qui, généralement, augmente par l'excès des couvertures.

On ne devra laisser subsister dans la maison du malade ni fleurs ni arbustes, rien enfin portant odeur, quelqu'agréable qu'elle soit. On ne devra point non plus y faire usage de désinfectants, ni de fumigations d'aucune espèce. On y établira un courant d'air que rien ne saurait remplacer, en laissant entr'ouvertes les portes et fenêtres plus ou moins opposées, en les tenant même entièrement ouvertes, si l'on est dans une saison chaude, mais en ayant soin d'éviter que le malade soit placé dans le courant d'air. On évitera encore la réunion d'un trop grand nombre de personnes dans l'intérieur de l'habitation, lors même qu'elle serait spacieuse, comme aussi le bruit, la communication d'une mauvaise nouvelle, les saisissements, la présence d'une personne désagréable ou malade, et surtout tout entretien sur les victimes enlevées par l'épidémie.

Moyens Internes.

Les principales indications pour le traitement de cette maladie se réduisent à deux. 1º détacher les mucosités de la superficie interne gastro-intestinale ; 2º liquéfier le sang.

La première chose à faire, à l'instant où se produit le plus léger symptôme de la période prodromique, pendant laquelle il y a certitude de sauver les malades, c'est de leur administrer deux onces du purgatif, préparation n° 1, en une seule fois, et ensuite de demi-heure en demi-heure une cuillerée de ce même purgatif, jusqu'à ce que son action ait déterminé la diarrhée. Pendant ce temps-là on fera prendre un lavement tiède composé d'un quart de litre d'infusion de bourrache, avec sel (préparation n° 3, de deux cuillerées à café de la préparation n° 2). Si l'on n'obtenait d'autre résultat que le rejet du lavement, on en administrera un autre composé de la même manière, jusqu'à ce que les déjections d'excréments s'opèrent; on continuera les lavements, mais à deux heures d'intervalle et à moitié dose, jusqu'à l'obtention de ce résultat. Dès que les évacuations provoquées par le purgatif, ou par l'épidémie, se manifesteront, les lavements seront supprimés.

Si le traitement s'applique lorsque la diarrhée existera, diarrhée séreuse ou blanche, on administrera deux onces du même purgatif n° 1 et en une seule fois, ensuite une cuillerée tous les quarts d'heure, jusqu'à ce qu'on remarque que, par son effet, les évacuations augmentent et entraînent avec elles des mucotités. Alors on cessera de faire prendre ces cuillerées, et l'on ne fera plus prendre de lavements. Lors même que les évacuations seraient bilieuses, il n'y aurait pas urgence de purger avec autant d'énergie. Les malades prendront, et en une seule fois, une once du purgatif et une demi-cuillerée de ce purgatif chaque demi-heure, jusqu'à ce que les évacuations soient plus abondantes; alors on suspendra le purgatif.

Il arrive par fois, mais rarement, que les vomissements précédent la diarrhée; dans ce cas on administrera le susdit purgatif par cuil-

lerée, de quart d'heure en quart d'heure, ou
dans des intervalles plus rapprochés si le malade les rejetait, on administrera également
les lavements, qui devront cesser quand les
déjections seront molles, comme devra cesser
aussi l'usage du purgatif lorsque les évacuations seront fréquentes et accompagnées de
mucosités.

On administrera encore le purgatif par
cuillérées, quand les vomissements et la diarrhée existeront simultanément, jusqu'à ce que
celle-ci augmente et que les premiers dispa-
raissent, ou qu'il existe un long intervalle
entre eux. Si les vomissements se déclaraient
après avoir pris une ou deux onces en une
fois, du purgatif, on continuera à administrer
ce purgatif, mais par cuillerées seulement,
jusqu'à ce que les évacuations deviennent
plus abondantes.

Lorsque la diarrhée se sera arrêtée subite-
ment et que les pulsations du pouls seront
affaiblies mais accélérées, on répétera le purgatif, s'il n'y a pas de vomissements, à la dose
de deux onces en une seule fois; si, au contraire, ces vomissements avaient lieu, on
l'administrera par cuillerée, prise toutes les
sept minutes, jusqu'à ce que le malade ait
ainsi absorbé deux onces et plus du purgatif.
On lui fera prendre aussi un lavement entier
et, successivement, de deux heures en deux
heures des demi-lavements.

Bien que la dose purgative que je prescris
puisse paraître excessive, elle ne l'est pas
pour le traitement de cette maladie, par la
raison que la mucosité qui tapisse ou couvre
la superficie interne du canal intestinal empê-

che ce purgatif d'agir trop directement sur le tube digestif.

Règle générale : plus l'attaque cholérique est violente, plus la dose purgative prise par le malade doit être forte et rapidement administrée. Toutes les fois que la soif se manifeste, on donnera, tant que le malade en demandera et sans intervalles déterminés, de l'infusion de bourrache avec sel, préparation N° 3. Cette infusion tiède sera augmentée au moment même d'être prise, d'une petite cuillerée de la préparation N° 2.

Le malade prendra, toutes les quatre heures, une tasse de bouillon tamisé et agréablement épicé, qu'on fera suivre d'une cuillerée ou deux de vin généreux, ou d'eau-de-vie, de rhum, de liqueur alcoolique quelconque, depuis la quantité de quelques gouttes jusqu'à celle d'une petite cuillerée ou plus, suivant l'état du pouls qui est l'indicateur de la marche bonne ou mauvaise de la maladie. Chaque fois que l'artère radiale, faible et filiforme, fournira cent pulsations par minute, on augmentera la dose du vin, du rhum, etc., etc. Si, au contraire, les pulsations dépassaient ce nombre, si elles étaient fortes, on diminuera la quantité des spiritueux alcooliques et on augmentera celle de la préparation N° 2. Pour bien se conformer à ces prescriptions, il faut ne pas perdre de vue que le purgatif doit avoir produit son effet en déterminant une partie de son absorption dans les intestins. Si le pouls, par l'emploi des boissons alcooliques, ne prend pas plus de force, si ses pulsations ne sont pas plus nombreuses, si, au contraire, il ne se ralentit pas par la vertu calmante des préparations numéros 2 et 3, il est indubitable , alors, que l'absorption ne s'est point établie , circonstance que deux causes peuvent avoir produites. La première, c'est que l'adhérence des mucosités à la superficie intestinale n'a pas cessé, adhérence qu'il faut combattre en renouvelant le purgatif une seconde, une troisième fois si cela est néces-saire ; la seconde, c'est que, si les mucosités se sont détachées et que le second purgatif ne les ait pas entraînées avec lui , il existe une désorganisation de la membrane muqueuse et des parties contiguës ; dans ce cas , toutes les ressources de l'art deviennent impuissantes, parce que cette altération est arrivée à son maximum , et parce que les lois physiques l'emportent sur les lois vitales.

Moyens extérieurs.

Du moment où l'on mettra ce traitement en pratique, on devra opérer sur les jambes du malade, et avec la main enduite de saindoux, des frictions douces et continuelles, de bas en haut, en commençant par la cheville et en s'arrêtant au genou.

Toutes les heures, on fera sur le ventre une friction dont la durée sera d'un quart d'heure environ. Cette friction sera opérée plus parti-culièrement sur la partie supérieure, en la comprimant un peu, mais de manière cependant à ne pas incommoder le malade. Ces frictions devront être répétées jusqu'à ce que la diarrhée se manifeste avec couleur ou bilieuse.

Si des crampes se manifestaient dans les bras et le tronc, on fera sur ces parties des frictions avec la même graisse et la même

précaution ci-dessus indiquées pour les jambes, c'est-à-dire de bas en haut.

Dès que le malade éprouvera le besoin de
nourriture, on devra proportionner l'alimentation à son appétit, parce que personne ne
saurait mieux déterminer la quantité et la
nature de cette alimentation que le malade
lui-même. Selon qu'un aliment fait du bien ou
du mal, la nature l'accepte ou le refuse. Nous
ferons remarquer, toutefois, qu'on ne devra
donner que du bouillon, tant que la diarrhée
subsistera et quel que puisse être l'appétit du
malade; et nous ajouterons que, lors même
que les évacuations auraient cessé, on ne
devra pas donner d'aliments, si le sujet n'é-
prouve pas le besoin de nourriture.

Théorie.

L'un des effets de la cause primitive du
choléra devient une cause nouvelle; c'est la
suspension de l'absorption intestinale, suspension due aux mucosités qui tapissent les vaisseaux absorbants; il est vrai qu'à cette cause
vient se joindre l'irritation du tube digestif,
irritation qui, à mon avis, ne suffit pas à elle
seule pour déterminer la mort, parce que l'on
ne peut admettre l'instantanéité avec laquelle
elle enlèverait, quelquefois, des personnes
attaquées; aucune donnée n'autorise cette
opinion. Les irritations, quand elles sont
latentes, entraînent la mort après une longue
maladie, l'inflammation se produisant. Cette
inflammation n'accomplit jamais ses périodes
en dix ou douze heures, et quelquefois en
moins; ce qui est suffisant dans le choléra,
pour amener la mort du malade, bien qu'il
n'ait éprouvé que de légères incommodités;

celles-ci n'ont aucun rapport avec une inflammation réelle, et, d'ailleurs, tous les autres symptômes manquent.

Tout porte à croire que, quand il existe quelque altération dans les intestins, cette altération n'est pas la cause principale, mais bien la suspension de l'absorption, à laquelle se joint l'altération, comme cause accessoire de l'attaque cholérique. Voici le but que je me suis proposé par l'emploi du purgatif : Si l'on en fait usage dans la période prodromique, son action expulse, des intestins, les larves qui accomplissent alternativement leurs transformations suivant l'ordre de priorité dans lequel elles se sont introduites, avant qu'elles n'aient causé plus de désordres et avant la suspension de l'absorption intestinale. On obtient en outre, que les mucosités se détachent de la superficie interne des intestins; l'absorption étant plus rapide, le sang recevra une plus grande quantité de liquides ; il pourra dès lors, par sa fluidité, circuler dans les vésicules pulmonaires plus aisément ; l'hématose augmente, la chaleur arrive ; la circulation redevient générale ; la bile se sépare; les urines reparaissent, toutes les fonctions se rétablissent, les traits s'animent et le malade est sauvé.

Le sang perdant peu à peu sa sérosité et les sels qui sortent avec les urines et la sueur, avant que le malade ne s'aperçoive des premiers symptômes prodromiques, particulièrement le sel commun (hydrochlorate de soude), et le sel ammoniacal (hydrochlorate d'ammoniac), il est extrêmement utile de recourir à ces deux dissolvants puissants, qui, quoiqu'imparfaitement en ce qui con-

cerne le second, suppléent en partie au manque de bile. Deux moyens existent pour cela :
l'absorption intestinale et l'absorption cuta-
née ; celle-ci, dans son état normal, est peu
active et devient presque nulle dans l'état de
maladie ; c'est pour cette raison que j'ai préféré, dans mes prescriptions, faire usage à
l'intérieur de l'infusion de bourrache avec sel
et avec l'eau-de-vie alcalisée qui contient ces
deux sels, en alternant, avec l'emploi du purgatif jusqu'à ce que la réaction ait été obtenue.

Les frictions sur tout le ventre, jointes au
purgatif, conviennent pour prévenir les in-
vaginations intestinales que j'ai observées fréquemment, et surtout dans le duodénum, dans
les cent quatre inspections cadavériques que
j'ai faites comme inspecteur du cimetière de
la ville de Grenade. La friction augmente sa
circulation dans le foie ; favorise la sécrétion
de la bile, si indispensable à la fluidité du
sang ; et l'on obtient ainsi, s'il est possible, et
beaucoup mieux que par tout autre moyen, le
rétablissement des facultés ; enfin, l'on empêche le résultat fatal qui suit généralement
l'emploi des méthodes appliquées jusqu'à ce
jour.

Les frictions aux jambes et de bas en haut,
forment ou déterminent un vide instantané
dans l'intérieur des veines, vide qui, par les
lois de la physique vitale, est rempli par le
sang immédiat et inférieur, en même temps
que les crampes diminuent leur intensité pour
favoriser mécaniquement la circulation lente,
laquelle communique une certaine moiteur
des vaisseaux capillaires sanguins aux fibres
musculaires, qui, cessant alors d'être rigides
et contractées, calment par leur relâchement

les douleurs atroces causées par ces mêmes crampes.

Préparation nº 1.

Purgatif.

Scammonée d'Alep... Quatre onces.
Jalap.............. Trente-deux onces.
Eau-de-vie sèche à 22º Huit litres.

On fait infuser les substances réduites en poudre, pendant vingt heures, dans un bain-marie à la température de 20º thermomètre Réaumur. On passe et on y ajoute :

Sucre blanc, deux livres.
Eau commune, un litre.

On maintient le tout sur un feu lent, et pendant le temps voulu pour produire un sirop. On peut, au lieu de feu, se servir de la vapeur d'un vase contenant de l'eau en ébullition.

Préparation nº 2.

Calmant, Oxidant.

Eau-de-vie alcalisée. On mêle l'eau-de-vie, peu à peu, avec une once d'alcali volatil de 22º à l'aréomètre de Baumé, avec un demi-litre d'eau-de-vie anisée de 16º ; on mêle le tout avec soin et on le conserve dans une bouteille fermée hermétiquement avec un bouchon bien enfoncé.

Préparation nº 3. — Calmant et sudorifique.

Infusion de bourrache avec sel.

On place sur le feu deux litres d'eau ordinaire, avec sel de cuisine ou de table. Quand cette eau commence à bouillir, on y jette six feuilles de bourrache fraîche, qui vaut mieux que la sèche, ou , à défaut de la première, trois sommités en fleur de la même plante, qu'on éloigne sur-le-champ du feu et qu'on laisse infuser jusqu'à refroidissement. On passe alors l'infusion dans un tamis, ou bien on la décante.

CHAPITRE VIII.

Des moyens à employer pour faire disparaître entièrement cette maladie, aussi bien dans les Indes que dans toutes les autres parties du globe où elle se montrera.

Les moyens hygiéniques qui doivent être adoptés se réduisent à un principe général, celui d'éviter la métamorphose des larves que les mouches cholériques auront déposées ou déposeront jusqu'à leur destruction complète, chez les hommes et chez les animaux.

Du moment où ce moyen aura été employé, le nombre de celles qui existent ne s'accroîtra plus, et elles finiront par mourir naturellement, après une existence dont la durée me paraît, par analogie , ne devoir pas dépasser trois ou quatre mois. Ce même moyen suffira seul pour détruire la mouche cholérique, que ses proportions si minimes semblent devoir faire mépriser, et qui a causé la mort de tant de milliers d'êtres.

S'il était possible, en outre, de recueillir les excréments des hommes et ceux des animaux qui vaguent dans les champs, sur les chemins, sur les montagnes, non-seulement l'épidémie cesserait, mais on obtiendrait en peu de mois la destruction totale de toute cette espèce de mouches; mais comme ce dernier moyen présente de grandes difficultés, on obtiendra, seulement, de faire cesser sur-le-champ les cas d'invasion, s'ils existaient, et plus tard la destruction complète de l'insecte, par la préférence qu'il donne à l'espèce humaine, dans les invasions.

Pour éviter la métamorphose des larves que nous expulsons avec nos excréments, on devra construire, dans chaque maison des localités de l'Indoustan, qui n'en est pas pourvue, des latrines assez vastes pour servir à toutes les personnes de l'habitation et contenir la masse de leurs excréments de trois ou quatre mois, suivant que ces excréments auront plus ou moins pour destination de servir d'engrais aux terres de labour. Mais comme on n'éviterait point ainsi la métamorphose des larves déposées dans les derniers jours qui précèderont le nettoiement de ces latrines, il conviendrait que chacune de ces latrines ait un réceptacle à la partie inférieure des tuyaux et dont la capacité soit suffisante pour retenir les excréments déposés pendant ces mêmes jours dont le nombre nécessaire à la transformation des larves en mouches pourra être précisé. Lorsque les latrines principales auront été vidées, on y versera le contenu du petit dépôt en retirant le couvercle qui le couvrait horizontalement.

Si l'on éprouvait de la répugnance à construire ce petit réceptacle à l'extrémité inférieure du tuyau, on pourra l'établir dans la partie supérieure la plus externe de ce même tuyau, de manière que les matières qui y seront déposées puissent, au moyen d'une petite porte, avoir une issue dans les latrines principales.

La construction de ces latrines est également indispensable dans les maisons de la campagne, surtout dans celles qui avoisinent les chemins que parcourent les mouches cholériques jusqu'à ce qu'elles rencontrent une habitation dans laquelle elles puissent s'introduire.

Ces latrines devront être construites de manière à ce que l'ouverture destinée à leur appropriation soit hermétiquement fermée pour éviter la sortie des larves ou des mouches, si les premières n'étaient point mortes avant leur métamorphose.

Il sera nécessaire que le tuyau de ces mêmes latrines n'ait pas plus de deux mètres de longueur, s'il est possible : la raison en est que cet insecte, s'il peut vivre, ce dont nous doutons, dans une atmosphère aussi chargée de gaz sulfhydrique que celui qui existe dans les latrines dépourvues d'air, devra naturellement chercher à monter ; or sa locomotion étant fort lente, comme nous l'avons déjà dit, après sa métamorphose, il sera rejeté dans la fosse par les eaux et les matières qui seront vidées dans les latrines.

Le gouvernement devra prendre les mesures qu'il jugera opportunes pour la construction de latrines générales destinées à l'usage public des populations qui ne pourraient les établir avec leurs propres ressources.

Pour éviter la métamorphose des larves contenues dans les excréments des animaux domestiques, destinés à l'engrais, on devra les recueillir le 10, le 20 et le 30 de chaque mois, puisque la transformation de la larve s'opère le douzième jour, et les placer dans un local hermétiquement fermé. Deux dépôts devront être faits ; si l'on se bornait à un seul qu'on viderait le neuvième jour pour recom-

mencer la même opération, on n'éviterait pas
la transformation des larves déposées pendant
les trois derniers jours qui auraient précédé
l'enlèvement des matières, en supposant que
la métamorphose mette, selon notre calcul
antérieur, 12 jours à s'opérer ; tandis que ces
dépôts étant au nombre de deux, chacun
d'eux pourra être vidé le dix-neuvième jour
pour être rempli de nouveau. Ces dépôts
seront pourvus d'une porte latérale destinée
à leur appropriation, et d'une ouverture au
toit pour la réception des matières. Si, malgré les gaz délétères, sulfhydrique, azotique,
ammoniacal, l'acide carbonique et autres qui
se dégagent des matières fécales, on consta-
tait la présence de quelques mouches dans la
partie vide du dépôt, cette circonstance serait
déterminée par quelque communication avec
l'air extérieur. Si cette communication n'existait pas, il faudrait en conclure alors que ces
mouches peuvent vivre dans ce milieu délè-
tère ; ce dont nous doutons. Dans la première
hypothèse, on interceptera la communication;
dans la seconde, on mettra du soufre en grain
dans un vase de fer suspendu par une chaîne
de fer et qu'on introduira, après avoir
allumé le soufre, par une petite porte, ménagée dans ce but, dans celle établie sur la
partie supérieure du dépôt. Ce vase demeurera suspendu au milieu de l'espace vide de
ce même dépôt. Le gaz sulfurique qui se
dégagera de la combustion du soufre fera
mourir les mouches, et l'on pourra, dès lors,
effectuer, au jour fixé, l'appropriation du
dépôt.

Les excréments qui ne seront point destinés
à servir d'engrais aux terres de labour, de-

vront être brûlés tous les dix jours ; toutefois, si, par manque de combustible, ils devaient servir à le remplacer, on devra les recueillir le cinquième jour et les brûler le dixième. Ceux du dixième jour le seront le quinzième; ceux du quinzième, le vingtième, et ainsi de suite, de cinq jours en cinq jours, jusqu'à la fin de chaque mois.

Le temps de la durée de ce moyen hygiénique , relativement aux excréments des animaux, dépend des climats, et il ne pourra être déterminé que par les observations qui seront faites dans chaque localité ; observations qui peuvent avoir lieu au commencement du printemps, en ménageant dans chacune des portes des dépôts dont nous avons parlé et qui sont destinés à éviter la métamorphose, un conduit étroit bouché à son extrémité extérieure par une gaze qui n'empêche pas le courant d'air, mais qui fasse obstacle à la sortie de la mouche. Tant qu'on apercevra à la partie intérieure de cette gaze quelques mouches cherchant à se faire une issue, on devra continuer l'usage des mêmes moyens hygiéniques.

Si les moyens ci-dessus indiqués étaient insuffisants dans les localités exclusivement agricoles dont les habitants font, en général, leurs excréments dans les champs où les larves déposées se transforment en mouches, lesquelles mouches se dirigent ensuite vers les habitations en suivant les paysans qui y rentrent après leurs travaux, il conviendra alors que ces mêmes habitants déposent leurs ordures dans un trou fait dans la terre et aient soin après l'avoir comblé au moins à moitié avec cette terre, de la tasser le plus possible avec les pieds.

Pour arrêter la marche de cette maladie fatale, et pour parvenir à l'entière destruction de la cause qui la produit, en quelque lieu qu'elle se déclare et se développe, on doit adopter les mêmes mesures et précautions hygiéniques que nous avons conseillées pour l'Indoustan.

Si les deux moyens hygiéniques ci-dessus indiqués n'étaient point adoptés, et que chaque individu y suppléât par l'usage des méthodes préservatrices qui éloignent l'invasion, il en résulterait que cette invasion deviendrait plus fréquente chez les animaux domestiques qu'elle ne l'a été jusqu'à ce jour; et ceux-ci étant en nombre inférieur à celui des êtres rationnels, l'introduction des insectes mouches dans les étables et les basses-cours étant plus facile, toutes les espèces de ces mêmes animaux seraient bientôt détruites. La conséquence immédiate de cet état de choses serait l'impossibilité de labourer la quantité de terre nécessaire à la subsistance de l'humanité, et, par suite, la famine, autre calamité plus redoutable encore.

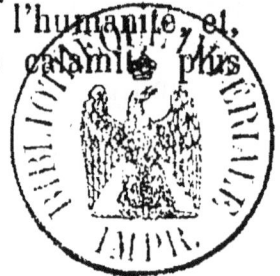

BAYONNE,

Typographie de P. LESPÉS, rue Lormand, 1.

www.ingramcontent.com/pod-product-compliance
Lightning Source LLC
Chambersburg PA
CBHW070857210326
41521CB00010B/1967